老年护理医院
重大传染病防控管理
实用手册

名誉主编
李国华

主审
樊　嘉　陈义汉

主编
李刚　钟鸣

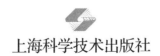

上海科学技术出版社

本书的出版得到上海市康养集团的支持,特此致谢!

图书在版编目（ＣＩＰ）数据

老年护理医院重大传染病防控管理实用手册 / 李刚,
钟鸣主编. -- 上海 ：上海科学技术出版社，2023.5
ISBN 978-7-5478-6139-4

Ⅰ．①老… Ⅱ．①李… ②钟… Ⅲ．①传染病防治－
手册 Ⅳ．①R183-62

中国国家版本馆CIP数据核字(2023)第061906号

老年护理医院重大传染病防控管理实用手册

主编 李 刚 钟 鸣

上海世纪出版(集团)有限公司
上海 科 学 技 术 出 版 社 出版、发行
（上海市闵行区号景路159弄A座9F-10F）
邮政编码201101 www.sstp.cn
上海盛通时代印刷有限公司印刷
开本 787×1092 1/16 印张 10.25
字数 150千字
2023年5月第1版 2023年5月第1次印刷
ISBN 978-7-5478-6139-4 / R·2742
定价：68.00元

本书如有缺页、错装等严重质量问题，请向印刷厂联系调换

内容提要

　　本书从协助老年护理医院处置疫情的参与者、实战者的视角，基于重大传染病防控工作的逻辑线，借鉴同济大学附属东方医院刘中民教授"防于灾前、重于灾中、善于灾后"的灾难医学工程管理理念，对感染的防范、应急处置和收尾善后等关键时期涉及的重点工作进行梳理和总结提炼，汇编了重大传染病防控的医疗运转流程、机构日常防控操作程序。

　　本书主要面向老年护理医院等医疗护理机构的管理者、从业者，是一本全面、系统介绍老年护理医院重大传染病防控管理操作实务的参考书。

编者名单

序 一

  老有所养、老有颐养，是我们每个人最朴素的愿望。第七次全国人口普查结果显示，我国 60 岁及以上人口已达 2.64 亿。"十四五"时期，全国 60 岁及以上老年人口预计将超过 3 亿，占总人口比例将超过 20%。人口老龄化与高龄化、家庭规模小型化等趋势交织共存，社会对养老服务和健康服务的需求持续增加。

  天下之务，莫大于恤民。党和国家高度重视老龄事业和养老服务体系发展，充分调动社会力量，为人民群众提供方便可及、价格可负担、质量有保障的养老服务。随着应对人口老龄化上升为国家战略，作为社会养老服务体系的重要一环，集老年医疗、老年护理、老年康复、临终关怀于一体的老年护理医院，势必担负起愈发重要的社会保障之作用。

  2020 年以来，新冠病毒感染疫情给全球经济、社会的发展带来了重大挑战与威胁，以服务老年人为主的养老机构、老年护理医院等遭受到极大冲击。近三年来，国家对新冠病毒感染疫情严格实行"乙类甲管"是正确的选择，经受住了多轮病毒变异的冲击，最大限度降低了重症率和病死率，有力保护了人民群众生命安全和身体健康，也为优化疫情防控措施、实施"乙类乙管"赢得了宝贵时间。我国是人口大国，老龄人口多，地区发展不平衡，医疗资源总量不足，放松老年护理机构的重大传染病防控势必造成大规模人群感染，导致重症和病亡病例，经济社会发展和人民身体健康、生命安全将受到严重影响。

  隔离病毒，不隔离爱。老年护理医院如何避免成为重大传染病的"围城"，如何成功应对来势汹汹的病毒侵袭而避免"破防"？在国家相关部门的指导和部署下，我国老年护理医院立足规范、因时应势、因地制宜，持续探索并形成了诸多行之有效的做法、经验。在新冠病毒感染防控形势下，老年护理医院应进一步健全感染防控内部体系，持续提升治理效能，科学、精准地统筹好医院感染防控和高质量发展工作，为老年人提供更加安全、优质的医疗服务。

同济大学附属东方医院创建于1920年，秉承"爱在东方"的核心文化，百余年来积极履行社会责任。2020年新冠疫情初期，同济大学附属东方医院派出国家紧急医学救援队暨中国国际应急医疗队（WHO首批首支认证）66名队员驰援武汉并圆满完成任务。2022年春上海疫情期间，医院多线作战，全院近4 000名医务人员夜以继日地奋战在院内临床一线和院外核酸采样，以及方舱医院、集中隔离点、特殊医疗点，为疫情防控贡献了专业力量。经过两年多的疫情防控工作，我国各级公立医院都积累了一定的实践经验，本书亦是诸多工作参与者基于实战总结所得，是每一位参与者用心用情、用力用功之作，相信可以为相关从业者和管理者所借鉴，助力老年护理医院抓好重大传染病防控工作。

中国科学院院士
同济大学副校长
同济大学附属东方医院院长
2023年1月

序 二

2022年春，由奥密克戎BA.2变异株引发的重大传染病，给城市运行、居民生活造成很大影响。医疗机构成为抗击疫情的最前线，广大医务工作者承担了繁重而艰巨的任务。

复旦大学附属中山医院是最早由中国人自己创建和管理的大型综合性医院之一，建院来始终不忘服务国人健康、承担社会责任的初心使命。自2020年新冠疫情发生以来，我们派出整建制医疗队及各方面专家驰援全国各地。2022年上海疫情发生后，我院迅速建立严密高效的医院疫情防控体系。按照市委市政府的部署，将建设中的老年医学中心迅速转型为新冠定点医院；以最快的速度建成并运行全市第一家方舱医院——闵行体育馆方舱医院。医院还构建了由总部与各定点医疗机构组成的"1+X"新冠病毒感染者救治闭环系统；组建了以中国科学院院士牵头的专家团队，为医疗救治工作提供强大支撑。

在这轮疫情中，老年人群的救治、照护和管理成为工作的重点。老年人免疫力低，是新冠病毒的易感人群，而且老年人基础疾病多，易发展为重症病例。例如，我院管理的老年医学中心定点医院收治80岁以上老人851人，其中百岁以上12人，最高年龄103岁。此外，老年护理医院这样的特殊场所，由于失智失能老年人在封控期间无法得到原有的照护和治疗，因而极易成为重大传染病传播的"重灾区"和重症病例的"高发区"。我院的专家团队在完成繁重的医疗救治任务的同时，仔细研究和积极探索新冠疫情下老年人群的医疗救治和管理策略，与上海兄弟医院和援沪医疗队同道一起，总结出一整套行之有效的做法，取得了很好的效果。

在当前新冠病毒感染防控的背景下，我院重症医学科钟鸣教授与东方医院李刚教授携众多具有长期抗疫一线经验的"抗疫老兵"，共同编写了《老年护理医院重大传染病防控管理实用手册》一书。我非常荣幸受邀，与同济大学附属东方医院陈义汉院士一起担任本书主审。通读全书，我不仅看到了各位专家扎实的专业功底和创新的工作理念，更深深感受到他们对患者、对社会的深厚感情与高度责任感。希望更多的医务工作者、老年护理医院管理者能阅读和使用这本手册，将"安全、细致、规范"的救治原则应用到养老机构的常态化管理工作中，为应对人口老龄化做出积极努力。

　　是为序。

樊嘉

中国科学院院士

复旦大学附属中山医院院长

2023 年 1 月

前　言

　　肇始于 2020 年初的新冠病毒感染疫情，2022 年仍在全球大流行。2022 年初流行的新冠奥密克戎病毒株传播力远大于流感和此前的新冠病毒其他变异株。从病死率来看，全球的流感平均病死率为 0.1%，而奥密克戎变异株的平均病死率约为 0.75%，是流感的 7～8 倍，老年人群特别是 80 岁以上的老年人群病死率超过 10%，是普通流感的近百倍。

　　我国老年人口众多，新冠病毒感染疫情防控形势下，老年护理医院常有收治高龄老人众多、医疗护理能力薄弱、建筑结构所致通风不佳、医疗设施设备配置不全等特点，极易遭受疫情的冲击，不仅会导致机构内易感老龄人群感染，还会影响医疗照护工作秩序，形成疫情、病情叠加、恶化，进而造成不可挽回的损失，因此也深受政府的重视和社会各界的关注。如何有效开展好新冠病毒感染防控工作，并能确保疫情发生时能够及时有效处置，是广大老年护理医院管理者和从业者必须面对的重要课题。

　　本书编者均为参与过老年护理医院疫情处置的医务人员和管理者。在遵循民政部印发的《养老机构新冠肺炎疫情常态化防控指南》《新冠肺炎疫情高风险地区及被感染养老机构防控指南》的基础上，基于医院感染日常防控工作的逻辑线，借鉴同济大学附属东方医院刘中民教授"防于灾前、重于灾中、善于灾后"的灾难医学工程管理理念，通过总结疫情处置期间的实践经验，编写了本书。

本书涵盖感染防范期的宣传普及、预案制订、培训演练、监测预警，应急响应期的应急响应启动，应急处置期的感染控制、医疗、护理、心理防护与后勤保障，以及日常防控期的应急响应的解除、日常医院感染防控等内容，力求向相关行业管理者、从业者提供老年护理医院重大传染病感染防控管理实务参考。

李刚　钟鸣
2023 年 1 月

目　录

第一章
绪　论

新型冠状病毒感染（以下简称"新冠病毒感染"）疫情的暴发流行，对人类身体健康和生命安全造成极大威胁，是全球面临的重大公共卫生问题。

我国是人口大国，且老龄人口多，地区发展不平衡，医疗资源总量不足，若出现大规模人群感染，极易出现大量重症和病亡，经济社会发展和人民生命安全、身体健康将受到严重影响。养老机构特别是老年护理医院因普遍具有收治高龄老人众多、医疗护理能力薄弱、医疗设施和设备配置不全等特点，一旦遭受重大传染病的冲击，极易导致群体性老年人群感染，考虑到老年人感染的高重症率和高病死率，将会造成大量的重症和病亡，带来不可挽回的损失，需要采取科学、积极的防范和应对措施。

■ 一、新冠病毒感染疫情仍存在不确定性

新冠病毒感染系一种由新型冠状病毒（SARS-Cov-2）引起的急性呼吸道传染性疾病，2020 年 2 月 11 日世界卫生组织（World Health Organization，WHO）将其命名为 COVID-19（corona virus disease 2019）。

新型冠状病毒属于 β 属的冠状病毒。新型冠状病毒不断进化、变异，造成全球范围的新冠病毒感染大流行，WHO 提出"关切的变异株"有阿尔法（Alpha，B.1.1.7）、贝塔（Beta，B.1.351）、伽马（Gamma，P.1）、德尔塔（Delta，B.1.617.2）和奥密克戎（Omicron，B.1.1.529）等 5 个。至 2022 年 5 月，奥密克

戒株感染病例已取代德尔塔株成为主要流行株。2022年6月，全球新冠病毒感染疫情仍处于高位，奥密克戎毒株还在不断变异。

据WHO发布的新冠病毒感染每周流行病学更新（第94版，2022年6月1日印发），在全球范围内，自2022年1月达到峰值以来，每周新增病例数持续下降。在区域一级，美洲区域每周新增病例数提升9%，东地中海区域每周新增病例数提升1%，其余区域则有所下降。在每周新增死亡人数方面，西太平洋区域提升18%、非洲区域提升15%、美洲区域提升13%，其余区域呈下降趋势。截至2022年5月29日，全球已报告超过5.26亿例确诊病例、超过600万例死亡。

■ 二、老年护理医院的挑战和应对

新型冠状病毒的特点是人群普遍易感，即不分年龄、不分性别都易感。老年人因年龄较大、身体功能下降而更易感染，如果自身还患有基础性疾病，则易发展为重症。2023年1月5日国家卫生健康委员会印发《新型冠状病毒感染诊疗方案（试行第十版）》，明确将大于65岁的老年人列为重型/危重型高危人群。

在新冠病毒感染疫情仍在全球范围持续流行的背景下，作为老年人群较为集中的老年护理医院，无疑始终要直接面临感染防控的极大风险和挑战，必须时刻保持对新冠疫情传播的清醒认识和高度警惕，按照感染防控要求和行业规范积极应对、稳扎稳打，强化自身这一特殊场所和老人这一重点人群的防护措施，切实做好救治准备。

（一）国家层面相关要求

新冠病毒感染疫情发生后，国务院及相关部委先后印发针对老年人密集的民政服务机构落实感染防控工作的指导意见和通知，制定了养老机构感染防控指南和疫情高风险地区及被感染养老机构防控指南，这些为老年护理医院落实感染防控工作提供了遵循标准（表1-1）。

（二）地方政府层面——以上海为例

上海是我国最早进入人口老龄化社会的城市，也是我国人口老龄化程度最高的城市。据《2021年上海统计年鉴》《上海市老龄事业发展"十四五"规划》

表 1-1 国家养老服务机构及场所新冠疫情防控相关指导意见和通知

发布日期	指导意见和通知
2020 年 1 月 28 日	《养老机构新型冠状病毒感染的肺炎疫情防控指南（第一版）》《关于做好老年人新型冠状病毒感染肺炎疫情防控工作的通知》（肺炎机制发〔2020〕11 号）
2020 年 2 月 7 日	《养老机构新型冠状病毒感染的肺炎疫情防控指南（第二版）》
2020 年 2 月 25 日	《新冠肺炎疫情高风险地区及被感染养老机构防控指南》
2020 年 2 月 28 日	国务院应对新型冠状病毒感染肺炎疫情联防联控机制印发《关于进一步做好民政服务机构疫情防控工作的通知》（国发明电〔2020〕6 号），提出要严防民政服务机构发生聚集性感染，强化出入管理、强化人员配置、强化物资保障、强化防护能力；强调要及时收治感染患者，坚决落实"四早"要求，即早发现、早报告、早隔离、早治疗
2020 年 3 月 4 日	民政部印发《关于分区分级精准做好养老服务机构疫情防控与恢复服务秩序工作的指导意见》（民办发〔2020〕6 号）
2020 年 5 月 8 日	国务院联防联控机制印发《关于做好新冠肺炎疫情常态化防控工作的指导意见》（国发明电〔2020〕14 号），在防控工作已从应急状态转为常态化的形势下，要求突出重点环节，继续做好养老机构、福利院等重点机构疫情防控，指导老年人等重点人群做好个人防护
2020 年 12 月 21 日	国务院办公厅印发《关于建立健全养老服务综合监管制度促进养老服务高质量发展的意见》（国办发〔2020〕48 号），明确提出要加强突发事件应对，引导养老服务机构增强风险防范意识和应对处置能力，建立完善养老服务机构突发事件的预防与应急准备、监测与预警、应急处置与救援、事后恢复与重建等工作机制。养老服务机构要依法制定公共卫生事件等突发事件应急预案，配备必要的应急救援设备、设施，开展有关突发事件应急知识的宣传普及活动和必要的应急演练；要全面落实传染病疫情防控要求，坚持预防为主，指导老年人做好个人防护
2021 年 12 月 30 日	国务院印发《"十四五"国家老龄事业发展和养老服务体系规划》（国发〔2021〕35 号），专门提出强化老年人疫情防控的内容，制定老年人突发公共卫生事件应急处置预案和指南，完善入住养老机构的老年人疫情防控措施，加强养老机构疫情防控制度和能力建设

（沪府办发〔2021〕3号）等公开资料，2020年，上海市常住人口中60岁及以上老年人口数量为581.55万（占23.4%）；全市户籍人口中，60岁及以上老年人口数量为533.49万（占36.1%）；有养老机构729家，床位合计16.13万张，其中317家养老机构设置了各种类型的医疗机构，占总数的43.5%；独立老年护理院64所、床位19 597张，2020年住院服务28 571人次；老年医院3所，2020年住院服务1 573人次。

按照中央的决策部署，结合民政部的要求和上海实际，上海市政府自2020年起出台了诸多通知文件，有效应对了各阶段的新冠病毒感染疫情。编者梳理了上海市政府及民政部门印发的有关养老服务机构做好感染防控工作的部分文件，供读者参阅（表1-2）。

表1-2　上海市养老服务机构及场所新冠疫情防控相关政策文件

发布日期	名　称
2020年1月25日	《关于本市养老服务机构及场所加强新型冠状病毒防控的几点口径》
2020年1月26日	《关于全市养老服务机构进一步做好新型冠状病毒感染肺炎疫情防控工作的通知》
2020年1月29日	《关于加强养老服务疫情防控的"八项提示"》
2020年1月29日	《关于本市养老服务机构疫情防控暗访情况的通报》
2020年2月4日	《关于全市养老服务机构做好新型冠状病毒感染肺炎疫情防控工作的通知》
2020年2月6日	《关于本市养老服务领域疫情防控的工作规范》
2020年2月7日	《关于强化养老服务疫控重点环节管理的通知》
2020年2月27日	《关于进一步抓实抓细本市养老服务机构疫情防控工作的通知》
2020年4月23日	《本市民政系统服务行业疫情防控工作规范（第二版）》
2021年6月3日	《上海市老龄事业发展"十四五"规划》（沪府办发〔2021〕3号）
2021年8月13日	《上海市民政事业发展"十四五"规划》（沪府办发〔2021〕16号）
2021年9月28日	《上海市养老服务发展"十四五"规划》（沪社养老领〔2021〕3号）

续 表

发布日期	名 称
2022 年 1 月 29 日	《上海市促进养老托育服务高质量发展实施方案》
2022 年 3 月 20 日	《上海市养老服务领域疫情防控工作规范（第三版）》
2022 年 5 月 29 日	《上海市养老机构老年人新冠病毒疫苗接种推进方案》

以上国家和地方层面的相关政策、指南等，对于老年护理医院的感染防控工作具有针对性的指导作用，需要老年护理医院的从业者落细、落小、落实，扎实做好感染防范期、应急响应期、应急处置期、日常防控期各阶段的重点任务。

参 考 文 献

［1］World Health Organization. Coronavirus disease (COVID‑19) Weekly epidemiological update and weekly operational update［EB/OL］.(2022‑6‑1)［2022‑11‑04］. https://www.who.int/emergencies/diseases/novel-coronavirus‑2019/situation-reports.

［2］国家卫生健康委员会.新型冠状病毒肺炎诊疗方案(试行第九版)［EB/OL］.(2022‑3‑15)［2022‑11‑04］. http://www.nhc.gov.cn/yzygj/s7653p/202203/b74ade1ba4494583805a3d2e40093d88/files/ef09aa4070244620b010951b088b8a27.pdf.

［3］Xinhua. U.S. nursing homes shut down amid COVID‑19 staffing crunch: report［EB/OL］.(2022‑4‑21)［2022‑11‑04］.https://english.news.cn/20220421/a5688576e8b044859507324df0e23824/c.html.

［4］Jin D, Chan C, Cheung P. Lessons learned from the fifth wave of COVID‑19 in Hong Kong in early 2022［J］. Emerg Microbes Infect, 2022, 11: 1072‑1078.

第二章
感染防范期

老年护理医院必须对感染防控的复杂性、艰巨性保持清醒认识，针对这一可能长期存在的威胁和挑战，做到未雨绸缪，严加防范。在日常按政府及主管部门下发的行业指南、通知要求，规范做好机构内的感染防控基础性工作外，还需在防范期居安思危，积极做好疫情冲击下的应对准备。本章主要介绍如何开展防控意识的宣传强化、防控相关知识的普及、应急预案的制定、组织实战演练及强化监测预警等内容。

■ 一、宣传普及

疫情防范期，老年护理医院应注重针对感染防控的形势和工作需要，结合自身实际持续多形式、多渠道开展疫情相关知识的宣传普及工作。

1. 布置宣传标语

在入口显著位置和院内通过宣传栏或电子屏等形式，宣传普及新冠病毒防控知识，做好安全提示。

2. 借助多媒体开展宣传

可通过公告、微信公众号等方式向社会、服务对象监护人发布机构新冠病毒感染防控安排，通过电话、短信、邮件、通知等方式向服务对象及其监护人告知机构感染防控措施，以及人员、车辆、物品进出需配合的事项等要求。

3. 开展对内、对外宣传教育

向服务对象和从业人员宣传个人防护、卫生健康等知识，如依据《新冠感染疫情常态化防控健康教育手册》，老年人要更加重视规范佩戴口罩、不聚集、保持安全社交距离、保持手卫生等。此外还应关注从医院返家的老年人的宣传教育，特别关注以下细节。

- 患有基础性疾病需长期服药的老年人，不可擅自停药，可定期去附近的社区卫生服务机构配取药物，或经医生评估后开长期处方，减少就诊次数，也可由家属代取药物。
- 呼吸道疾病流行期间，应尽量减少外出，如需外出，应正确佩戴口罩，做好手卫生。
- 日常生活用品单独使用。
- 注意开窗通风，适量运动，合理膳食，规律生活，保证睡眠。
- 关注政府和权威媒体发布的信息，不信谣、不传谣。
- 陪护人员应做好自身健康监测，尽量减少外出，如需外出要做好自身防护。

4. 疫苗接种宣传

依据中国疾病预防控制中心发布的《新冠病毒疫苗接种技术指南（第一版）》《老年人新冠疫苗接种科普问答》，老年人是新冠病毒疫苗接种的优先人群之一。目前新冠病毒疫苗只有年龄下限的要求，而没有年龄上限的规定。老年护理医院应积极配合宣传，鼓励在院老年人应接尽接、能接尽接。

5. 其他

强化对机构已制定的疫情相关制度、预案等进行宣传。形成人人知晓、人人重视、人人参与的良好氛围。

二、制订预案

本部分主要介绍《突发新冠病毒感染防控闭环管理工作预案》及《突发新冠病毒感染分区分类防控管理工作预案》，老年护理医院可根据最新要求和自身实际制订和完善相关预案。

（一）突发新冠病毒感染防控闭环管理工作预案

为保障新冠疫情期间老年护理机构闭环管理情况下的机构正常运行，科学、规范、高效、有序开展闭环管理工作，确保机构闭环状态下员工、患者及家属、第三方人员的正常生活，根据《国家突发公共卫生事件应急预案》《新冠肺炎疫情高风险地区及被感染养老机构防控指南》等文件，结合机构实际情况，制订本预案。

1. 建立应急处置管理指挥体系

（1）领导小组组成及职责：根据各院实际情况，设立领导小组（指挥部），由组长、副组长、成员组成。职责为负责闭环管理下医院统一领导、组织、协调各项工作，按各自分工，做好本条线（本部门/本科室）各项协调、医疗救治、疫情上报、病原学检测、药物设备准备、消毒隔离、防护及后勤保障工作落实等。

（2）工作小组组成及职责：根据各院实际情况，可设立综合协调组、医疗救治组、医院感染防控组、护理组、后勤保障组、舆情管控组、关心关爱组、人员管理组、各病区封闭管理小组等。

1）综合协调组：① 负责对外（卫生行政部门）联系、信息数据上报等工作；② 摸清人员底数，启动人员召回程序；③ 对内统筹、协调其他各工作小组各项工作；④ 开展党建业务工作；⑤ 每天定时向医院领导小组汇报全院防控工作等。

2）医疗救治组：① 做好新冠病毒感染医疗救治及在院患者日常救治指挥协调工作；② 对全院患者进行病情评估，负责具体治疗措施执行；③ 保障应急抢救和突发任务；④ 落实各项防控措施，确保患者安全。

3）医院感染防控组：① 指导落实医院各项感染控制措施；② 配合上级卫生行政部门做好流调工作；③ 制订核酸检测方案；④ 加强全院环境的定期消毒和终末消毒等；⑤ 指导开展机构内消杀、三区划分、人员防护指导等工作。

4）护理组：① 落实各病区的防控措施，指导病区护理人员按照医院感染防控要求做好消毒、隔离和防护工作；② 负责核酸采样工作；③ 合理调配人力资源和班次安排；④ 督促患者和工作人员做好健康监测；⑤ 安抚患者，做好患者家属的沟通工作等。

5）后勤保障组：① 负责病区封闭时建筑布局紧急改造和警戒；② 提供隔离应急物资，包括消毒物品、院区食品和生活用品准备；③ 保障医院水、电、信息正常供应；④ 需要时的维修改建；⑤ 检查库房库存情况，根据库存状况，制订7天1轮的物资储备计划。

6）舆情管控组：① 关注社会公众媒体对突发事件和医院报道及舆论倾向，适时启动专项舆情监测工作；② 收集整理相关影像资料，对团队或个人的感人故事及事迹做好宣传报道工作；③ 制作及协助布置封院期间院区内导视牌、指引牌等标识；④ 做好与外界媒体及上级信息交流的桥梁工作。

7）关心关爱组：① 负责了解封闭状态下医院各类人员的心理健康状况，综合应用各类心理危机干预技术，正确的信息传播和交流，释放紧张情绪，积极开展心理健康服务；② 为员工、第三方工作人员、患者及家属、滞留机构的其他人员提供人文关怀；③ 了解职工需求，与社区联系解决求助人员家庭困难；④ 合理排班，安排适宜的放松和休息，保证充分的睡眠和饮食；⑤ 发现可能出现的群体心理危机苗头，及时向疫情联防领导小组报告，并提供建议的解决方案；⑥ 人文关怀，特事特办。

8）人员管理组：① 由人事部门牵头，在医院封闭化管理预警和启动期快速、精准统计在院人数；② 在上级联防联控小组的指挥下，为医院员工的隔离安排提供配合与支持。

9）各病区封闭管理小组：① 具体负责本科室闭环管理措施，制订本科室闭环管理预案；② 坚持全员体温及感染症状的健康监测；③ 支持其他各工作小组工作的开展；④ 及时解决闭环管理过程出现的问题；⑤ 确认病床对应情况、人员布置和要求，保证医疗秩序平稳运行等；⑥ 汇总闭环管理过程中存在的问题，上报相应领导工作小组。

2. 人员闭环管理

制订人员闭关管理方案，具体措施如下。

（1）分类别摸清人员底数：医院启动《突发新冠疫情分区分类防控管理工作预案》，各分区组长汇总人数至人事部门。

（2）人员信息化管理方案：做好入院信息登记，充分运用微信、钉钉等应用程序（APP），借助各类电子及纸质报表及时完成人员信息的录入，确保准确、及时，方便医院随时掌握全院各类人员的基本信息，为后续相关政策的制定提供决策依据。

（3）院区闭环管理方案：① 各临床科室接到医院领导小组院区闭环指令后，应立即启动《突发新冠疫情分区分类防控管理工作预案》；② 门诊及各科室暂停接收患者，立即对本楼层各电梯及消防通道进行封锁，仅保留一台工作人员电梯；③ 患者及陪护人员禁止离开病房，坚决遏制楼层间与病房间的人员流动，医务人员做好病区患者的法律法规宣讲及心理疏导工作。

对在院患者和陪护人员实行分类隔离，将密切接触患者和陪护（原则上不留陪护，若病情所需，则留一名与患者接触最为密切的陪护）安置在一侧独立区域，且符合单人单间隔离要求。其他非密切接触的患者和家属以原病房为单位隔离在另一侧病区，隔离观察时间根据疑似患者核酸检测结果而定；在院门诊患者就近安排地方开展集中隔离。

（4）闭环管理期间院区人员动态监控方案：加强电子监控，减少不必要的人员流动。

3. 核酸检测

组织医院各级各类人员按照防控要求开展例行及临时性核酸检测，由医院感染防控办公室牵头，护理部、医院办公室等部门协同落实。

4. 落实医院感染防控措施

可包括实行分级分区医院感染防控及全员防护，制订院区内隔离病房预留和腾挪方案，落实全院疫情下消毒隔离管理制度，开展全院及重点区域环境采样监测，做好高风险和其他区域医疗废弃物处置，开展全员医院感染紧急强化培训，加强医院感染监测等。

5. 做好医疗服务

（1）评估在院患者病情，做好各病区患者管理方案。医务管理部门做好封闭状态下在院患者病情评估工作，组织急危重患者抢救、会诊工作；各病区患者管理要求按照医务、护理、医院感染等职能部门要求执行。

（2）发热人员闭环管理期间的临时处置流程。门诊医护人员要严格落实预检分诊管理要求和首诊负责制，加强出入口管理，所有入院人员必须佩戴口罩、测量体温、详细询问相关流行病学史。发现有发热患者或者有中高风险地区旅居史者，应第一时间在"临时隔离留置点"进行留置、登记并给予防护措施，联系120急救车，转运至设有发热门诊的医疗机构就诊。

（3）各类并发症、疑难杂症处置流程及方案。

（4）可疑患者单独隔离场所的储备、腾挪方案，以及隔离转运、治疗方案。

6. 做好后勤保障

（1）物资保障：临床诊疗物资、核酸检测物资、医院感染防控物资，以及自备药物、特殊诊治等个性化医用物资保障；生活物资保障。

（2）生活保障：全员的住宿、餐饮（含患者营养餐和个性化餐饮需求）和通勤等保障。

（3）安保消防安全保障：严格落实住院患者出入审批流程；贯彻执行新冠病毒感染疫情管控，落实"人""物"同防，严格消毒消杀防控措施；保证安全设施、消防器材、安保监控系统完好有效、正常运转；建筑设施的安全出口、安全通道、消防通道 24 小时畅通，消防控制室、安保门卫对重点设施、重点区域、消防通道、安全出口 24 小时巡检巡查；应急处置人员 24 小时岗位值班值守，快速反应处置突发事件等。

（4）动力能源保障：供配电的正常运行、锅炉正常运转、污水处理、电梯正常使用、中心供氧正常使用、车辆安全操作（120 医疗用车）、吸引负压正常使用、压力容器和压力管道正常，水、电、气及时供应保障。

（5）环境卫生保障：医疗废弃物及时清运，干、湿、有害垃圾等的正确分类、病区内部负责的卫生区域、病区周边环境整洁卫生、路面的清洁、绿化的精心维护和改造、宿舍的内外环境整洁干净等。

7. 舆情管控引导与信息发布

（1）舆情管控：包括院内及社会舆情监测、研判和处置方案和正向宣传报道方案。

（2）信息发布：包括院内各类信息沟通、上报机制和每日工作动态日报上报制度等。

8. 医患关爱及志愿者服务

（1）患者及家属关心关爱：通过"亲情护理"服务，为住院患者提供优质的医疗、护理、康复服务，同时关心和关爱他们的饮食、生活和心理；通过"责任制护士沟通机制"，与患者家属保持联系，将在院患者生活状态和病情、心理等情况时刻与家属沟通，让家属放心。

（2）本院工作人员、"三生"（实习生、研究生、进修医生）、第三方服务和工作人员关心关爱：关心在岗一线职工、"三生"及为本单位提供第三方服务的工作人员，为他们工作、生活提供保障，同时关注他们的心理健康，做好情绪疏导和沟通。

（3）志愿者服务管理：组成党员、团员、医疗服务、后勤保障等志愿者小队，各司其职，关心慰问工作人员和在院患者，为医疗运转和服务质量提供保障。

（4）心理支持机制：开展一系列心理关怀工作，线上利用微信工作群、微信公众号等科普心理知识、推送知识，线下关心慰问工作人员，开放心理咨询热线，有效缓解闭环内人员的不安与焦虑情绪。

9. 闭环解除和恢复医疗

• 各类人员的组织离院和解封工作方案。

• 恢复正常医疗服务前的全面消杀和准备方案。

10. 工作流程

（1）预警响应：可疑患者的发现、上报和闭环管理的应急启动。

（2）应急响应：院区的闭环管理、配合开展流调、核酸检测筛查、医院感染防控措施落实、医疗安全评估和信息报告等。

（3）应急稳控：人员网格化管理、院内安全巡检、医患关心关爱、舆情应对和物资保障等。

（4）解除闭环：解除闭环前的基础情况评估和研判、解除闭环前的医疗服务和医院运行的准备和闭环管理解除。

（二）突发新冠病毒感染分区分类防控管理工作预案

为统筹抓好日常医疗和突发事件应急处置，保证医疗机构运行平稳有序，结合医院实际情况，可制定医院《突发新冠病毒感染分区分类防控管理工作预案》。

1. 建立医院应急处置管理指挥体系

同《突发新冠病毒感染防控闭环管理工作预案》。

2. 网格化分区管理

（1）网格化分区：主要包括分区编制和工作职责。

1）分区编制：按照区域明晰、科室管理高效合理化原则，将院区、生活区分为若干个区域（表2-1），并设立组长和副组长。

表2-1 网格化分区管理样表

序号	科室/病区等区域	编制	组长	副组长
1	（位置描述）	A区		
2	（位置描述）	B区		

2）工作职责

- 组长：负责摸清本区人员底数清单；与综合协调组保持信息沟通做好上传下达（组长办公室设为分区临时工作点，确保固话畅通、有人待命）；负责安排本区域所有人员有序前往核酸采样点进行采样（确保留足相应数量的医护人员、护工，保证患者安全）；对接后勤保障组，确保本区各类物资运行正常（包括生活物资、药品设备、信息安全等）；保障本区医疗救治和患者安全，确保医疗秩序平稳运行；关心关爱本区所有人员的心理健康；协助各领导工作小组完成其他事务等。
- 副组长：协助组长完成以上各项工作。

（2）动态掌握人员底数：人事部门统筹全院人员底数清单，由信息科提供信息技术支持，分区的组长及时通过信息平台将人员底数汇总至人事部门。

3. 出入口管控

一旦出现1例新冠病毒感染确诊患者或密接者或协查，立即启动《突发新冠病毒感染防控闭环管理工作预案》，开始全院封控管理。医院门口、楼宇出入口由保卫部门同志负责拉出警戒线并禁止所有人员进出；其他网格化区域：由各分区组长负责拉出警戒线并禁止所有人员进出。

各临床科室接到医院感染防控指挥中心全院区闭环指令后，门诊及各科室暂停接收患者，立即对本楼层各电梯及消防通道进行封锁。患者及陪护人员禁止离开病房，坚决遏制楼层间与病房间的人员流动，务必做好病区患者的法律法规宣讲及心理疏导工作。

4. 分类管理预案

为保障医院封控管理期间院内各类人员差异化管理、精准防控，从严从实做好分类管理。

（1）人员分类管理

- 新冠病毒感染确诊病例或密接者所在（或逗留）病区：标为橙色区（按"红、橙、黄、蓝"划分等级）。院内工作人员、患者及家属等，统一就地隔离各科室/病区内；院外工作人员，召回后统一隔离在原科室/病区。隔离要求：将次密接者（包括患者、陪护、工作人员等）安置在一侧独立区域；其他人员以原病房为单位隔离在另一侧区域。
- 其他部门、科室（病区）：标为黄色区。所有工作人员、患者及家属统一隔离在各分区内。

（2）医院感染防控

- 协助疾控中心做好流行病学调查，确定密接或次密接人数，对所有人员进行核酸检测。医院按照分区设置临时核酸采样点（若划分区域内有橙色区，则单独多设 1 个核酸采集点）；各分区负责本区域所有患者的核酸采样工作。

- 各部门、各科室负责做好各分区每日环境消杀工作，病区中央空调立即停用，如疑有空调系统的污染，由后勤科安排空调系统的消毒。

- 启动零报告制度。各分区组长安排专人负责每天上午 9 点前将当天各分区内所有人员健康情况报至医院感染防控办公室，主要关注是否有新冠病毒感染十大症状。

- 解除封闭管理后，对院重点场所进行终末消毒，具体工作由医院感染防控办公室、后勤部门负责指导、组织。

5. 激活响应机制

符合以下条件之一的，医院立即激活响应机制。

- 接报有新冠病毒感染确诊病例在院逗留过的，执行为期 14 天的封闭管理或执行最新政策要求。

- 接报有新冠病毒感染确诊病例的密接者在院逗留过的，执行 2 天的封闭管理以及 12 天的自我健康监测管理，或执行最新政策要求。

6. 闭环管理解封

根据上级感染防控相关要求，完成全员核酸检测相应次数且全部结果报告为阴性后，宣布闭环管理解除，撤出院外警戒。

■ 三、培训演练

（一）预案培训

应通过发放《突发新冠病毒感染防控闭环管理工作预案》或提供下载渠道，以及采用线上培训、线下培训和考试相结合的方式，对全体职工开展培训，使之掌握本机构制订的应急预案、感染防控知识和疫情期间本机构的相关管理及服务要求、感染防控管理制度等内容。确保院领导和中层干部系统掌握，一线医护人员、护工和工勤人员学习到位并依规操作。要组织多部门联合督导培训结果，开展检查、抽查、专项检查等，对检查中发现的问题要现场提出并督促其按时整改到位。

（二）预案演练

各老年护理医院要时刻保持"疫情风险无处不在、平战转换一念之间"的危机感，应定期开展应急演练工作，强化底线思维、风险意识、问题导向，通过实战演练、磨合优化、复盘理顺、实践提升。可邀请疾控部门／相关医院指导支持，模拟疫情已经发生的情况，组织各科室落实应急演练工作，尤其是集中隔离医学观察场所如何规范操作，及时查找存在的问题和不足，完善自身防控措施。通过演练，进一步完善防控工作方案及应急处置预案，强化责任分工，做到人员到位、物资到位、场所到位，用演练获得的经验指导应急实战。

■ 四、监测预警

处于不同防范级别地区的老年护理医院，可采取不同级别的监测预警机制，一旦发现可疑病例，需立即上报和启动闭环管理预案。严格执行疫情报告制度和职工安全情况报告制度，及时报告疫情发生、发展、变化及干部职工防疫安全情况，严禁瞒报、漏报、迟报、错报和谎报。

（一）健康监测

老年护理医院应指定专人负责老年患者和工作人员的日常健康监测、院内活动轨迹与接触史记录。疫情应急状态下，能迅速配合开展流行病学调查，精准排查。根据流行病学调查结果和人员轨迹，采取不同的处置措施。

（二）核酸检测

低风险地区的老年护理医院，可依据疫情态势对通勤人员、后勤工作人员、临时外出就医老年人等其他高风险人群进行抽样核酸检测。

中高风险地区的老年护理医院，可根据外部疫情风险情况，对老年人、工作人员进行全员核酸检测。并可按照分区管理，建立机构内老年人及员工每日近距离接触人员的台账，做到可追踪、可倒查。

（三）抗原检测

老年护理医院内老人较多，每日核酸检测工作量较大，按照国家相关文件要求，如对密集对象第 1 天、第 4 天、第 7 天、第 14 天实行核酸检测，其余时间可以实行每天抗原检测。抗原检测简单、方便、快速，又可以防范多次核酸采样带来的交叉感染风险，同时也便于及时发现阳性老人。

（四）环境监测

为及时了解老年护理医院新冠病毒环境污染状况，发现新冠传播风险点，评估新冠传播风险、开展有效消毒、评价消毒效果提供依据，需要每日对机构内和单人单间闭环管理区域内的环境进行监测和评估。

参 考 文 献

［1］马晓伟.尽快遏制疫情扩散蔓延，坚决巩固来之不易的防控成果［J］.健康中国观察，2022（05）：8-10.

［2］民政部办公厅.新冠肺炎疫情高风险地区及被感染养老机构防控指南［EB/OL］.（2020-02-25）［2022-11-04］http://www.mca.gov.cn/article/xw/mzyw/202002/20200200024952.shtml.

［3］江苏省民政厅.江苏省养老机构传染病防控指南（试行）［EB/OL］.（2021-01-27）［2022-11-04］http://mzt.jiangsu.gov.cn/art/2021/1/27/art_78610_9969850.html.

第三章
应急响应期

老年护理医院要从严、从实落实感染防控各项措施，一旦发现疫情即进入应急响应期，应立即启动预案，在第一时间报告的同时，做到第一时间应急处置和开展相关工作，重点做好院区的闭环管理、配合开展流行病学调查、核酸检测筛查、医院感染防控措施落实、医疗安全评估和信息报告等工作。

■ 一、应急响应的启动

老年护理医院感染防控应急处置工作应在属地感染防控指挥部统一指挥和民政部门指导下开展，坚持从严从紧、快速反应、高效处置，做到早发现、早报告、早隔离、早治疗，将疫情对机构的影响在最短时间内控制在最小范围。

当老年护理医院出现以下情形之一的，应立即启动应急响应，按照预案开展应急处置工作：① 发现核酸检测阳性或抗原检测阳性人员；② 发现阳性病例密切接触者、次密切接触者；③ 发现环境、食品等样本检测结果阳性；④ 发现疑似新冠病毒感染人员；⑤ 其他需要启动的情形。

出现应急情形后，老年护理医院应于30分钟内向属地感染防控指挥部和民政部门报告情况。报告内容包括：① 涉疫老年护理医院的名称、地址、住养老人和工作人员数量等基本情况；② 出现疫情的时间、具体情形、可能感染原因、涉疫人员数量及当前健康状况；③ 已采取的工作措施及下一步工作方案，以及其他应当报告的情况。出现新的情况，应当及时补报。

应通过院内广播、电话、微信工作群等快捷方式，第一时间通知到每一位工作人员和服务对象，立即停止一切室内外活动，佩戴好口罩，禁止不必要的接触和人员流动。确认有阳性病例的，按要求立即实施封闭管理。关闭机构所有出入口，患者和工作人员只进不出。同时立即通知院外老人和工作人员做好个人防护，主动向所在社区报备，接受社区管理。对后续的转运隔离、分区管控、风险排查、环境消杀以及信息发布。

落实 24 小时专人值班、医院负责人带班制度。强化舆情监测与引导，发现重大舆情，配合属地有关部门，迅速跟进处理。

■ 二、医院感染防控的响应

按医院感染防控岗位职责进行分工，做好流调、核酸检测筛查、个人防护、医院感染防控、消毒隔离等各项医院感染防控措施的落实及后勤保障落实等工作。

（一）分类别摸清人员底数

启动《突发新冠疫情分区分类防控管理工作预案》，各分区组长汇总人数至人事部门。

（二）人员信息化管理方案

入院信息登记：借助微信及钉钉等 APP，运用各类电子及手工报表及时完成对人员信息的录入，确保准确、及时，方便随时掌握全院各类人员的基本信息，为制定政策提供决策依据。

（三）院区闭环管理方案

各临床科室接到机构闭环领导小组院区闭环指令后，停止接收患者，立即对本楼层各电梯及消防通道进行封锁；患者及陪护人员禁止离开病房，杜绝楼层间与病房间的人员流动，医务人员做好病区患者的医疗工作安排及法律法规宣讲、心理疏导等。

对在院患者和陪护人员实行分类隔离，将密切接触患者和陪护（原则上不留陪护，若病情所需，则留一名与患者接触最为密切的陪护）安置在一侧独立区域，且符合单人单间隔离要求。其他非密切接触的患者和家属以原病房为单位隔离在另一侧病区，隔离观察时间根据疑似患者核酸检测结果而定；在院门诊患者就近安排地方开展集中隔离。

（四）闭环管理期间院区人员动态监控方案

利用摄像头、可视化监控等，加强电子监控，减少不必要的人员流动。

（五）"出入证"制度

实行"出入证"制度，落实"关键场所（如指挥部）每日核酸查验制度"。出入证应填写持证人姓名、工作单位等信息，管控人员做好出入人员登记工作。持出入证人员进出时，均须自觉遵守佩戴口罩、测温、查验核酸证明等防控措施，拒不配合的可由公安机关依法处理。若条件允许，建议引用虹膜识别系统识别出入人员身份信息，可以无接触，防止交叉感染。

（六）工作人员居住点管理要求

1. 出入口及人员流动线

应为单向流动，建议设置 1 个进口和至少 2 个出口，方便管理和意外情况下人员疏散。

2. 闭环人员的个人管理

- 工作人员从工作岗位返回居住地房间后应注意手卫生、沐浴、更换清洁衣物，离开房间需佩戴医用外科口罩。
- 饮食采用分餐制，提前分配好餐盒后无接触送餐，由居住地服务人员将餐食放置于居住地房间门口置物台上。
- 回居住地后禁止私自外出，所需物品报告给居住地管理人员统一采购。
- 房间内保持干净整洁，清洁消毒工作由入住人员自己完成，建议使用消毒湿巾对手频繁接触的物体表面和个人物品进行擦拭消毒；开窗通风每天30 分钟，每天不少于 2 次。
- 房间内产生的垃圾装入黄色垃圾袋后，封口扎紧，放在指定地点，由专人收走。
- 保证充足休息时间及严格健康监测。
- 健康监测出现症状经医生评估建议休息的人员，先暂停工作，在房间内隔离观察。
- 根据专家组意见确定隔离观察期，未满观察期的不得返岗，并按居家观察的要求严格落实到位。

3. 分类入住

居住地内部居住应按人员类型进行分区居住。

■ 三、医疗工作的响应

（一）病例发现

一旦接诊发现新冠病毒感染疑似病例时，应第一时间转至隔离病房，组织专家组进行会诊，确定疑似后，组织采样将标本送区疾病预防控制中心检测。疑似患者在隔离病房留院观察治疗，确诊后组织转送到卫生行政部门指定的定点医疗机构或按要求在本院隔离治疗。

（二）防控措施

1. 及时发现调查

加强境外和重点地区的人员排摸、检测、健康监测等管理措施，强化老年护理医院的预检分诊、住院筛查，尽早发现感染者。对发现的病例和无症状感染者应在 2 小时内完成疫情报告，24 小时内完成流行病学调查，充分发挥大数据等技术优势，尽快查明感染来源、追踪活动轨迹、全面快速排查本院内的接触者。

2. 传染源隔离治疗

发现的新冠病毒感染病例和无症状感染者应立即转至定点医院隔离治疗。患者出院后，应继续进行 14 天的集中隔离管理和健康状况监测，或参照有关最新政策执行，出院后按要求进行随访、复诊。

3. 接触者管理

密切接触者均采取集中隔离医学观察并按规定开展检测，因特殊情况采取隔离医学观察的须落实好硬管控措施。对于一般接触者要做好登记，并进行健康风险告知，嘱其一旦出现发热、干咳、腹泻等相关症状时应主动报告，可根据感染防控需要采取核酸检测、健康观察等措施。

4. 感染点处理

科学评估、精准划定防控区域范围至最小单元。原则上，患者发病前 3 天、无症状感染者采样前 3 天至隔离治疗前到过，停留时间超过 1 小时、空间较小且通风不良的室内场所，均应列为感染点进行管理。根据患者、无症状感染者的活动范围，将与患者同个出入口进出的楼层、楼道、电梯、单元和楼栋，同一病区或诊室等划定为感染点。如患者、无症状感染者活动史回忆不清，感染点可适当扩大范围。同一患者、无症状感染者可划定一个或多个感染点。感染点在确定后实行封控管理，禁止人员进出，应及时开展卫生处理和终末消毒。居家隔离医学观察的，应做好相应消毒。感染点所在楼层、楼道、电梯、单元和楼栋出入口严格执行卡口、健康码查验、体温测量、佩戴口罩等措施，取消所有人员聚集活动，所有患者非必要不出病区，外来人员、车辆非必要不进入。

5. 健康教育风险沟通

应急指挥部要及时发布更新感染情况，做好感染防控风险沟通工作，开展舆情监测，主动回应社会关切，及时向公众解疑释惑，正确引导舆论，防止以讹传讹，引发社会恐慌。要普及新冠病毒感染防控知识，加强重点人群健康教育，做好患者个人防护指导，减少医院各类人群中可能的接触或暴露机会。

（三）阻断传播

全力查找传染源和传播因素，阻断疫情进一步传播。在感染防范期的措施基础上增加以下措施。

1. 配合疾控中心全力开展溯源调查

深入开展流行病学调查，结合大数据等技术，尽最大可能查明传染来源。采集病例可能暴露场所的食品、环境、从业人员等标本开展核酸检测，追查各种可能的传播因素。对于感染来源不明的病例，可通过基因测序分析进一步判断可能的感染来源。对于聚集性疫情重点调查病例间的流行病学联系，分析传播链和危险因素。结合流行病学调查结果，划定重点区域、重点人群范围进行核酸和血清学检测，查找潜在的传染源。

2. 配合疾控中心严格管控

感染点所在楼层、楼道、电梯、单元和楼栋等基层防控单元实施封控管理，所有单元设置卡口，实行24小时值守，出入口严格执行健康码查验、体温测量、佩戴口罩等措施，禁止外来人员、车辆进入。加强防控单元内部巡查，避免人员聚集，开展重点区域消毒。必要时，可根据流行病学调查结果，将感染点及其周边区域划定为疫区进行封控管理。对有流行病学史、出现相关症状人员及时专车转送定点医疗机构诊断排查。其他区域内的各类人员、公共场所须落实好防控措施，对公共场所实施必要的限流限客措施；避免非必需的人群聚集活动，尽可能减少参加活动的人数，保持安全社交距离。

3. 配合疾控中心对应急监测风险预警

对潜在风险人员开展主动追踪及核酸、抗体扩大检测，提高病例和无症状感染者的主动发现能力。对病例和无症状感染者生产生活可能污染的环境、物品等开展核酸检测。扩大环境和从业人员监测范围，增加监测频次和样本数量。在重点区域组织开展排查，发现有可疑症状者及时送定点医疗机构诊断排查。

4. 应急接种

根据疫苗研发生产进度，提前做好疫苗接种计划方案，经过评估，明确接种的重点人群和时机。

参 考 文 献

［1］民政部办公厅.新冠肺炎疫情高风险地区及被感染养老机构防控指南［EB/OL］.（2020-2-25）［2022-11-04］.https://www.mca.gov.cn/article/xw/tzgg/202002/20200200024953.shtml.

［2］国家卫生健康委员会办公厅, 国家中医药管理局办公室.国家卫生健康委员会.新型冠状病毒肺炎诊疗方案（试行第九版）［EB/OL］.（2022-3-14）［2022-11-04］.http://www.nhc.gov.cn/yzygj/s7653p/202203/b74ade1ba4494583805a3d2e40093d88.shtml.

［3］宁波市北仑区新型冠状病毒感染的肺炎疫情防控工作领导小组办公室.北仑区新冠肺炎疫情防控监测预警方案［EB/OL］.（2020-8-25）［2022-11-04］.http://www.bl.gov.cn/art/2020/8/25/art_1229054679_59017816.html.

［4］上海市人民政府办公厅.上海市老龄事业发展"十四五"规划［EB/OL］.（2021-6-3）［2022-11-04］.https://www.shanghai.gov.cn/nw12344/20210616/10f25167e2fd4e4ca9f1a09dd80dee0e.html.

第四章
应急处置期

贯彻落实国家和当地政府的工作要求，开展病例的发现与报告、隔离与诊断，开展医务人员的培训，落实老年护理医院感染控制措施，加强医疗人员安全防护工作，努力维持医疗服务体系正常运转，最大限度降低疫情对老年人群健康和所在地区感染防控工作的影响。

第一节　感染防控

一、医院感染管理科人员配备要求及岗位职责

根据《关于进一步加强医疗机构感染防控人员配备管理相关工作的通知》，要求重视并合理配备感染防控人员，优化感染防控人员专业结构。

（一）感染防控人员配备数量

1. 非定点机构

非定点机构原则上按照每150～200张实际使用病床（含口腔综合治疗台，下同）配备1名专职感染防控人员。100张以下实际使用病床配备2名专职感染防控人员；100～500张实际使用病床配备不少于4名专职感染防控人员；500张以上实际使用病床，根据机构类别，按照每增加150～200张实际使用病床增配

1 名专职感染防控人员。各科室应当至少指定 1 名医务人员，作为本科室的兼职感染防控人员，鼓励同时配备兼职感染防控医师和护士。实际使用病床数多于 50 张的科室，应当每 50 张床至少配备 1 名兼职感染防控人员。

2. 定点机构

定点机构感染防控人员配备数量应当保持在非定点机构的 1.5～2 倍。

（二）感染防控人员专业结构要求

感染防控工作涉及面宽，工作内容复杂。机构配备专职感染防控人员时，应当充分考虑其专业结构，确保各项工作顺利开展。其人员构成应当包括医师、护士，可以包括药学、医技及有卫生专业背景的管理人员等其他人员。所有人员均应当掌握公共卫生专业知识。医师占比不低于 30%，护士占比不高于 40%，其他人员占比不高于 30%。兼职感染防控人员应当为医药护技等卫生专业技术人员。感染防控管理部门主要负责人应当具有较高的专业技术职务任职资格，并长时间专职从事院内感染防控工作。鼓励由具有高级专业技术职务任职资格，并专职从事 5 年以上院内感染防控工作的人员，担任感染防控管理部门主要负责人。

感染防控人员的岗位职责

（1）岗位一

- 闭环管理区域人员信息收集，排查隐患，分类管理，健康监测，制订应急预案及阳性患者转运流程。
- 检查和督导第三方污水处理常规，抽查排放记录，收集年度测试报告，对闭环管理区域的资料进行收集并分类归档（包括平面图、人员进出通道、消防、传染病防治、日常进行消毒、医废处理）。
- 实施闭环管理区域日常环境监测，包括住宿区域、公共区域、卫生通道区域及隔离住宿区域；监督落实第三方消毒公司，预防性消毒和终末消毒过程，对终末消毒进行消毒效果评价。

（2）岗位二

- 检查和督导所有病区出入口卫生和物资状况管理，一天两次巡查并指导感染防控督导员工作，收集和反馈督导信息，及时沟通相关部门，跟踪并督促第一时间反映。
- 及时发现并反馈问题给相关部门，包括医务人员信息，以及护工、勤工和消毒人员出入口管理。

- 根据实际情况及时调整各病区污物出口和患者转运通道，并对此进行修正和补充。
- 保持和后勤保安沟通，收集患者外出信息，及时督促病区感染防控护士做好感染防控工作。

（3）岗位三

- 跟踪督查第三方消毒公司日常消毒及病区终末消毒。
- 收集第三方消毒报表，并及时反馈不符合现象。
- 制订和实施全院环境监测方案，并收集监测数据，制作表格及时上报。
- 巡查和督促日常环境监测，并对环境监测人员开展健康监测，信息收集并上报。

（4）岗位四

- 协调后勤部门、护理部门、医务等部门及各第三方公司的管理事务。
- 将上述部门相关人员信息，规章制度收集归档。
- 对所有参与医院感染防控工作包括工勤、护工、保安等辅助人员进行健康监测督查。
- 统一管理和制作全院医废报表，并及时上报。

（5）岗位五

- 统一管理各部门防护用品的申领，收集各部门申领信息，制作表单。
- 收集和更新防护用品生产厂家信息（供应商相关防护用品最新变更信息，及时调整相关用品信息）。
- 查实消毒药械合格证，并与"全国消毒产品信息网上备案平台"核对，及时下载最新使用说明书，分类归档。
- 收集第三方服务公司人员资质相关信息，并且备案归档。

（6）岗位六

- 负责全院阳性患者转运、消毒及登记录入工作，做到及时通知并跟踪完成情况。
- 新进医护、工勤、护工、保安等工作人员培训。
- 更新培训教材，并制作培训相关数据报表。
- 对返岗及外地回沪职工进行简易流程，流行病学调查甄别，提出返岗意见并登记记录。

（7）岗位七

• 日常工作日志书写。

• 材料汇报。

• 对接专家组提出的工作要求及整改工作反馈。

二、三区两通道的划分及设置

（一）划分原则

按国家相关规范要求设置"三区两通道"，保证不产生疫情外溢，尽可能减少区域内传播。

（二）区域划分及通道设置

根据现有建筑图纸和现场实际调研情况，按照风险管理要求设置三区两通道。若该区域有多个污染区，则应根据实际情况，在每个污染区处设置两通道。

1. 三区划分

（1）清洁区：包括值班室、卫生室、更衣室、浴室、储物间、配餐间等生活区。该区不易受到患者血液、体液和病原微生物等物质污染，传染病患者不应进入的区域。

（2）潜在污染区：包括医务人员的办公室、治疗室、护士站、患者用后的物品、医疗器械等处理室、内走廊等。位于清洁区与污染区之间，有可能被患者血液、体液和病原微生物等物质污染的区域。

（3）污染区：包括病区、处置室，以及被其血液、体液、分泌物、排泄物污染物品暂存和处理的场所。传染病患者和疑似传染病患者接受诊疗的区域。

2. 两通道设置

两通道即工作人员通道和患者通道。工作人员通道出入口设在清洁区一端，患者通道出入口设在污染区一端。疫情期间建议派专人负责出入口指导和督查，如图4-1和图4-2所示。

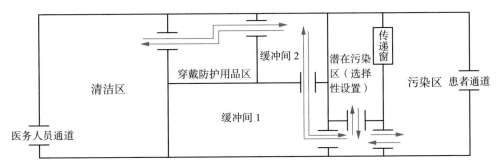

图 4-1　同一通道进出流线布局流程示意图

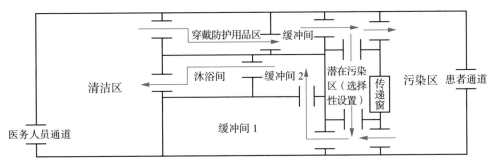

图 4-2　两通道设置

三、闭环管理期间人员健康监测

（一）监测对象

全体在老年护理医院工作的人员，根据工作和管理模式，监测对象一般为以下两类人群。

1. 老年护理医院闭环管理人员

- 在院工作的医务、行政、后勤等工作人员。
- 第三方工作人员：护工、保洁员、工勤人员、保安、餐饮管理人员等。
- 陪护家属。
- 其他临时出入人员：维修工、安装工、物流配送人员等。

2. 确诊病例所在病区相关人员

包括医生、护士、护工、工勤人员、患者及陪护家属。

（二）监测内容、时间和方式

由健康监测组工作人员组织上述人员开展每天两次的健康监测，监测对象通过微信或钉钉 APP 等，每日分上午和下午各 1 次上报个人信息及有无发热、乏力、干咳、流涕、咽痛、鼻塞、结膜炎、肌痛、腹泻、嗅觉或味觉减退等症状。

（三）监测异常数据处理流程

1. 症状监测数据异常发现和处理流程

每位工作人员需每日两次监测体温，病区主任监督，当工作人员口温＞37.0℃时，或出现新冠相关十大症状时，应对流程如图 4-3 所示。

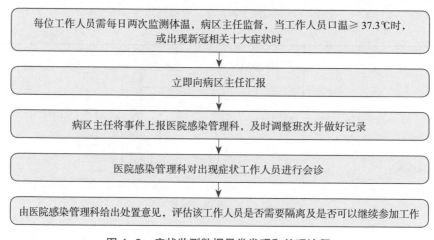

图 4-3 症状监测数据异常发现和处理流程

2. 核酸检测异常发现和处理流程

工作组信息管理员收到核酸检测异常人员名单后立即进行人员分类，具体流程见图 4-4。

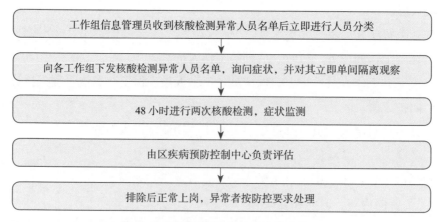

图 4-4 核酸检测异常发现和处理流程

■ 四、闭环管理期间人员核酸检测

（一）采样对象

在老年护理医院工作的全体人员，根据工作和管理模式，采样对象主要为以下两类人群。

1. 老年护理医院闭环管理人员

- 在院工作的医务、行政、后勤等工作人员。
- 第三方工作人员：护工、保洁员、工勤人员、保安、餐饮管理人员等。
- 陪护家属。
- 其他临时出入人员：维修工、安装工、物流配送人员等。

2. 确诊病例所在病区等相关人员

包括医生、护士、护工、工勤人员、患者及陪护家属。

（二）采样地点安排

1. 老年护理医院闭环人员

在老年护理医院闭环管理的人员，在院区外指定地点设置一个采样点，采样人员由疾病预防控制中心或医院感染管理科培训指导合格后的员工负责采样工作。

2. 确诊病例所在病区等相关人员

由疾病预防控制中心定点人员或医院感染管理科牵头组织，在所在病区内部完成。

（三）采样频次和时间

1. 确诊病例所在病区等相关人员

根据最新地方相关文件要求进行。如上海市《关于调整近期入境人员等风险人员核酸检测要求的工作提示》，封闭管理起第1、7、14天进行3次检测。

2. 除上述人员外

每天进行核酸检测。采样时间可根据采样人员数量和工作量按需制订，如每天12：00～15：00。

（四）标本的运送

标本转运时应使用专用的生物安全转运箱，由老年护理医院派专人（一车2人）专车收集后，2～4小时内送至疾病预防控制中心或定点实验室，不能立即送检的应当配备专门的冰箱或冷藏保存，并做好接收和保存登记。

（五）采样物资保障

老年护理医院后勤部门负责采样时所需的个人防护用品、病毒采样管、采样棒、密封袋、消毒用品（免洗消毒液、消毒喷雾器、消毒湿巾纸等）、医废袋和医废桶配置。

■ 五、闭环管理期间人员抗原检测

（一）采样对象

全体在老年护理医院工作的人员，根据工作和管理模式，采样对象主要为以下两类人群。

1. 老年护理医院闭环管理人员

- 在院工作的医务、行政、后勤等工作人员。
- 第三方工作人员：护工、保洁员、工勤人员、保安、餐饮管理人员等。
- 陪护家属。
- 其他临时出入人员：维修工、安装工、物流配送等。

2. 确诊病例所在病区等相关人员

包括医生、护士、护工、工勤人员、患者及陪护家属。

（二）采样地点安排

老年护理医院人员每日自行完成抗原检测，通过微信小程序及时上传当日结果。

（三）采样频次和时间

每日老年护理医院工作人员上下班前完成抗原检测。

（四）采样物资保障

老年护理医院后勤部门负责抗原检测试剂，消毒用品（包括免洗消毒液、消毒喷雾器、消毒湿巾纸等）、医废袋和医废桶配置。

■ 六、异常人群临时隔离管理要求

（一）排摸基本情况

根据老年护理医院院区内的实际情况，排摸隔离点数量、位置、楼层及内部设施情况。

（二）不同人群入住区域划分

根据老年护理医院院区隔离点的布局和卫生设施情况，进行不同人群入住区域划分。如某老年护理医院将某病区一楼作为密接暂留点、二楼作为症状监测异常者暂留点，公寓和宿舍作为后备的核酸异常人员备用点。

（三）人员入住流程

1. 症状监测异常处理流程

负责老年护理医院健康监测的人员（姓名和电话号码），发现症状异常人员后立即进行核实，定位人员，并对其进行评估，按照分区管理要求指定暂时留存点，确定核酸采样事宜，医院感染科负责人负责指导，由护理部或医务管理部门负责人（姓名和电话号码）按照指定区域对症状异常人员实施单间隔离措施。

2. 核酸检测异常人员处理流程

医院感染科信息管理员收到核酸检测异常人员名单后立即进行人员分类、定位，按照分区管理要求指定暂时留存点，医院感染科负责人负责指导，由护理部或医务管理部门负责人（姓名和电话号码）按照指定区域对核酸检测异常人员实施单间隔离措施。

3. 密切接触者人员处理流程

除疾病预防控制中心判定的密接外，医院感染科岗位负责人指导判定院内其他密切接触者，报医院护理部或医务管理部门负责人（姓名和电话号码），并指导按照分区管理要求指定暂时留存点，后续按照指定区域对密接人员实施单间隔离措施。

（四）隔离点管理要求

以上工作人员均实行点对点闭环管理，并根据院方安排入住集中居住区，并分区居住，密接和症状异常人员必须实施单人单间管理，不允许互相串门、串区。采样工作由医院医务管理部门组织实施，具体采样时间根据工作人员换岗时间进行合理安排。所有采样工作均在集中居住区内完成，人员不得和院区其他人员采样交叉。

■ 七、闭环管理期间感染防控工作制度

1. 实行封闭式管理

老年护理医院负责人是第一责任人。

2. 医院门口保证全天有人值班

值班人员做好个人防护，外来人员做到"进门必拦、体温必测、信息必登、外人必劝"。

3. 加强消杀管理

加强公共区域卫生和消毒管理，特别是公共卫生间、活动中心等场所提高消毒频次。加强生活垃圾清运消杀，其中废弃口罩要专门处理、垃圾收集站、单位快递柜等公共区域消杀工作每日不少于两次。在工作、生活场所设置充足的洗手设施和配备洗手液等卫生用品。

4. 防疫物资

消毒液、口罩、洗手液等储备充足，保证 3 个月用量。

5. 人员管理

- 佩戴口罩，每日测体温，指定专人负责统计记录。
- 如有人出现发热、咳嗽等异常症状，按照老年护理医院感染防控要求做抗原和核酸检测并隔离观察。
- 外出人员返回后严格执行防疫规定：高风险地区返回的一律到集中隔离点做核酸并隔离观察。

6. 宿舍管理

宿舍要尽量降低人员住宿密度，宿舍、食堂、办公场所、厕所等场所加强卫生管理，保持清洁，按要求开窗通风和消毒，每天通风 2～3 次，每次至少 30 分钟。避免集体同时用餐，推行分餐制、盒饭制，可采取分时段进餐（就餐人员间隔 2 m 以上）等方式减少人员聚集。

7. 外出管理

如有重要事情外出，须写外出事由说明书，领导同意后交门卫室，门卫室负责人收到说明书后登记外出事由、外出时间、外出地点、外出接触人员等信息。

8. 值班管理

实行 24 小时疫情值班制度，值班人员要坚守岗位，值班期间有疫情报告时，

要认真做好疫情记录，并及时向值班领导和有关负责人报告。

9. 环境及隔离要求

- 老年护理医院布局：遵循"三区两通道"原则，污染区、半污染区、清洁区应分区明确。
- 患者安置：普通患者和危重症患者分开安置，极危重症患者安置在单间隔离，两人同一病房病床距离应大于 1.1 m。
- 隔离要求：在实施标准预防的基础上采取接触隔离、飞沫隔离和空气隔离等措施。

10. 消毒管理

（1）病室环境及用物

- 地面、墙壁消毒：先清除污染物再消毒，用 1 000 mg/L 的含氯消毒剂擦拭或喷洒消毒，作用时间应不少于 30 分钟，每日 2 次。
- 物体表面：先清除污染物再消毒，用 1 000 mg/L 的含氯消毒剂擦拭消毒（注意擦拭床头柜、呼叫器按钮、床栏、椅子、洗手池、柜、摇床器、病房门把手、走廊扶手等高频接触的物表），作用 30 分钟后清水擦拭去除消毒剂，每日至少 2 次，并做好记录，遇污染随时消毒。
- 诊疗设施设备表面：使用后的诊疗护理用具采用 1 000 mg/L 含氯消毒剂或采用 75% 乙醇或对新冠病毒有效的消毒湿巾擦拭消毒。
- 空气消毒：病房保持空气流通，每日最少通风 2 次，每次 30 分钟；或用空气消毒机每天消毒 4 次，每次 2 小时。无人房间每日紫外线灯照射一次，每次 1 小时及以上。
- 终末消毒：患者房间终末消毒时先采用紫外线灯照射 1 小时，再采用 0.5% 过氧乙酸、500 mg/L 二氧化氯、1%～3% 过氧化氢等消毒剂，采用超低容量喷雾器按 20 mL/m³ 进行超低容量喷雾器喷洒消毒。消毒时关闭门窗，注意避免在有人环境进行，并严格按照使用浓度、使用剂量、消毒作用时间及操作方法进行消毒，消毒完毕，开窗充分通风。

（2）患者用品

- 患者血压计、听诊器等个人医疗用品专人专用，每日消毒 2 次。
- 患者的床单元用品放双层黄色垃圾袋中，并有标识，由消毒供应中心消毒；确诊患者尽量采用一次性床单元用物。

- 患者更换病区时，换下的衣服及物品用双层黄色塑料袋盛装，并标识，交由老年护理医院统一消毒处理。

（3）医疗废物：患者生活垃圾应丢弃在有盖的黄色垃圾桶内，按医疗废物处理。医疗废物用双层黄色垃圾袋盛装，采用鹅颈式封口，分层封扎；损伤性医疗废物置于锐器盒密封。专人、专车收集，按固定路线定时转运并焚烧处理。

（4）离开病区阳性患者物品的消毒：对内衣物等可浸泡衣物用含氯消毒剂1 000 mg/L 浸泡消毒 30 分钟，或用 60℃ 以上的温水烫洗衣物 30 分钟，清洗晾干备用。对外套等不宜清洗的织物，在感染者出院前予以紫外线灯照射消毒，正反面各照射 30 分钟以上，或使用臭氧床单元消毒机进行消毒，装入干净袋子。行李箱等大面积物表可采用 1 000 mg/L 含氯消毒剂或消毒湿巾进行擦拭消毒；手机、电脑等电子产品可采用 75% 乙醇或消毒湿巾表面擦拭消毒。

八、闭环管理期间病区感染防控管理办法

闭环管理期间病区医护、工勤、护工等所有人员在护士长和感控护士的指导下，做好本病区业务、医院感染管理和感染防控管理工作。

- 病房实行闭环管理，各通道包括污物通道与工作人员出入口通道正常情况下保持关闭状态，只有在工作人员上下班、餐饮与物资转运，以及垃圾、织物、标本等污物转运时间除外。
- 护士长和感染防控护士负责指导督查工勤、护工等在病区内的工作流程、物资和垃圾转运、人员进出通道等。
- 遵照感染防控政策执行相应的核酸采样频次及标准，严禁探视，陪护固定，无故不能更换。
- 病区内严格按照各项工作制度和流程，做好各项工作。
- 病区内所有人员穿着二级防护，防护用品穿脱必须在指定区域内进行。脱卸时必须在所在病区点位的出口通道（可临时使用集装箱或帐篷）内一脱区、二脱区和清洁区内规范完成。病区工作人员较多时可增加简易帐篷作为出口通道进行脱卸。
- 感染防控护士协助护士长做好病区院内感染管理工作，督促检查本病区医院感染管理规章制度、消毒隔离及无菌操作的执行情况，严把质量关，预

防因护理措施不当造成的医院感染；进入污染区前检查同班人员个人防护用品穿戴是否规范，保证防护到位；在工作期间需查看同班医务人员手卫生、防护情况；每班工作结束，需监督工作人员防护用品脱卸流程；配合病区护士长做好健康监测及核酸采样工作并有记录；指导工勤人员正确医废处置、织物收集，并按照统一时间密闭转运至医废暂存点。

- 如病区内患者出现核酸初筛阳性，需对该患者进行单间隔离，阳性患者可同室放置，加强通风、物表等消毒工作。

■ 九、闭环管理期间病区消毒工作实施方案

依据所在地《新型冠状病毒肺炎现场消毒要求及技术指南》和《养老机构消毒技术要点》，制订老年护理医院病区消毒管理工作实施方案。病区护士长与感染防控护士负责病区的消毒隔离监督、指导工作。负责监督、指导医务人员、护工、工勤等人员的消毒隔离工作。特别关注病区日常消毒、终末消毒及患者转运随时消毒和终末消毒工作。

（一）消毒工作分工

- 病区工勤人员负责走廊、公共区域的日常消毒、病区医疗废物清运。
- 病区内护工负责病房内的日常消毒、病房内医疗废物的清运工作。
- 如病区病房内无人，可电话联系第三方消毒队进行终末消毒；有人情况下的终末消毒工作仍由护工、工勤人员负责。

（二）个人防护

1. 防护要求

二级防护，包括帽子、医用防护口罩、鞋套、防护服、靴套、隔离衣、护目镜或面屏、双层手套。

2. 穿脱防护用品必须在指定区域内进行

- 进入病区：在病区入口处穿衣帐篷完成个人防护穿戴，按照墙上张贴的穿戴流程规范穿戴防护用品，防护用品包装丢入垃圾箱内。
- 离开病区：工作结束后从病区出口进入到病区出口处集装箱或帐篷一脱区、二脱区按照墙上张贴的脱卸流程规范脱卸后戴干净口罩离开，脱卸过程中认真执行手卫生，并把脱卸的防护用品丢入黄色垃圾箱内。

（三）清洁消毒原则

- 接触消毒液需戴好手套，每做完一个区域的保洁工作，要洗手或手消毒，如有污染脏物随时消毒手，摘手套后要按七步洗手法进行手卫生。
- 各区域地巾（拖布）应分区，不能混用，清洁工具如拖布等应有文字、颜色标识区分。用后保洁车、垃圾桶、地巾（拖布）、水桶等用物分类清洗、消毒，抹布地巾悬挂晾干备用。
- 消毒剂现用现配，用测试纸测试浓度合格后使用，消毒液需浸没消毒物品，不得使用未清洗干净的保洁用品。
- 消毒时由上而下，由里到外擦拭或喷雾消毒。
- 做好相应记录及登记。

（四）消毒工作

消毒工作主要包括日常消毒和终末消毒。① 日常消毒：完成对病区内的物体表面消毒工作。② 终末消毒：在患者出院、转院或死亡后，应进行终末消毒。工作内容包括：物体表面消毒及空气消毒工作。

1. 空气消毒

- 应加强通风，可采取自然通风，每日 2～3 次，每次不少于 30 分钟。
- 可采用循环风式空气消毒机。
- 无人条件下还可选择紫外线灯对空气消毒。
- 可选择二氧化氯消毒剂超低容量喷雾法消毒：可密闭房屋，密闭后应用 500 mg/L 二氧化氯消毒液，按 20 mL/m³ 进行气溶胶喷雾，作用 30 分钟后开窗通风。

2. 物体表面消毒

病房、治疗准备室、处置室及公共区域的物表、地面用 1 000 mg/L 的含氯消毒剂擦拭消毒（注意擦拭床头柜、呼叫器按钮、床栏、椅子、洗手池、柜、摇床器、病房门把手、走廊扶手等高频接触的物表），作用 30 分钟后清水擦拭去除消毒剂，每日至少 2 次，并做好记录，遇污染随时消毒。

3. 污点清洁与消毒

少量污染物可用一次性吸水材料（如纱布、抹布等）蘸取 5 000 mg/L 的含氯消毒液或呕吐干巾小心移除。大量污染物应使用含吸水成分的消毒粉或漂白粉完全覆盖，或用一次性吸水材料完全覆盖后用 5 000 mg/L 的含氯消毒液浇在吸水材料上或呕吐干巾，作用 30 分钟以上，小心清除干净再用 1 000 mg/L 含氯消毒剂擦拭消毒。清除过程中避免接触污染物，清理的污染物按医疗废物集中处置。

4. 洁具使用及处理

- 抹布、地巾等保洁用具分区使用，标识醒目。严格执行一床一巾。
- 复用的抹布、拖布使用后先用有效氯 1 000 mg/L 的含氯消毒液浸泡 30 分钟，然后按常规清洗，干燥备用。
- 注意事项：① 清洁剂 / 消毒剂严禁"二次浸泡"（指将用后已污染的清洁用具再次浸泡）。② 布巾擦拭时按照 S 形走势、八面法，勿重复擦拭已清洁区域。

（五）病区内医疗垃圾收集

- 及时收集病区内医疗垃圾，医疗废物需双袋双扎，扎口时使用喷壶对医疗垃圾及医疗废物袋外表面进行消毒。
- 各病区医废存放点按规定时间要求转运至老年护理医院区内暂存点。如早上：7 ：00 ～ 8 ：00；下午：15 ：30 ～ 16 ：30；晚上：21 ：30 ～ 22 ：30。

（六）其他注意事项

- 工勤人员和护工工作时，需在隔离衣或防护服外张贴"工勤""护工"标识，保持不脱落。
- 不可脱岗，保质保量完成清洁消毒工作。
- 不可在病区内吃饭、喝水、上厕所等脱下防护用品等行为。
- 互相监督个人防护穿戴情况，发现防护不到位，及时提醒。

十、闭环管理期间诊疗用品消毒制度

为了控制外源性感染，提高医疗护理质量，一般诊疗用品需要进行日常消毒。

（一）一般诊疗用品的定义

一般诊疗用品包括接触皮肤及表浅体腔、黏膜及无菌组织的器材，如手术器械及物品、体温计、听诊器、血压计袖带、止血带、开口器、舌钳、吸引器、引流瓶、胃肠减压器、氧气湿化瓶、呼吸机及麻醉机的螺纹管、氧气面罩、麻醉口罩、扩阴器等。

（二）清洁与消毒原则

使用具体消毒剂时，详见使用说明书。

（三）注意事项

- 任何物品消毒灭菌前，均应充分清洗干净。
- 清水流动冲洗，清洁剂去污，管道用酶制剂浸泡，再用流动水冲净，而后浸泡于相应的消毒剂中进行消毒或灭菌。
- 使用的消毒剂严格检测其有效浓度，在有效期内使用，确保消毒灭菌效果。
- 消毒灭菌后的用品必须干燥、封闭保存，避免保存过程中的再次污染，一旦有污染，应再次消毒灭菌。
- 消毒灭菌后的物品一旦超过有效期，必须重新消毒灭菌。

（四）诊疗用品消毒、灭菌方法

医疗器械的清洗、消毒和灭菌是预防和控制医院内感染、保证医疗质量的关键手段之一。对医疗器械进行分类是为了正确进行清洗，科学合理地选用消毒灭菌方法，确保消毒灭菌效果。详见表 4-1。

表 4-1　诊疗用品消毒灭菌方法

消毒对象	消毒方法		消毒频率	注　意　事　项
	浓度（mg/L）	时间（分钟）		
耳温仪	75% 乙醇擦拭消毒		2 次 / 天	一人一耳套
快速血糖仪（除测试区）	75% 乙醇棉擦拭消毒		• 用后 • 2 次 / 天	遇污染立即消毒
手电筒	75% 乙醇棉或消毒湿巾擦拭消毒		• 1 次 / 周 • 抢救车内使用后消毒	遇污染立即消毒
输液盘、治疗盘	• 75% 乙醇棉擦拭消毒 • 或 1 000 mg/L 有效氯擦拭消毒 • 或消毒湿巾擦拭		• 用后 • 备用状态：1 次 / 周	遇污染立即消毒
血压计袖带听诊器氧气袋	• 75% 乙醇棉擦拭消毒 • 或 1 000 mg/L 有效氯擦拭消毒 • 或消毒湿巾擦拭		• 2 次 / 天 • 1 次 / 周	遇污染立即消毒

消毒对象	消毒方法		消毒频率	注　意　事　项
	浓度 （mg/L）	时间 （分钟）		
心电图机	• 75% 乙醇棉擦拭消毒 • 消毒湿巾		• 使用中： 2 次 / 天 • 备用状态： 1 次 / 周	遇污染立即消毒
心电监护仪	• 75% 乙醇棉擦拭消毒 • 消毒湿巾			
除颤仪	• 75% 乙醇棉擦拭消毒 • 消毒湿巾			
输液泵	• 75% 乙醇棉擦拭消毒 • 1 000 mg/L 有效氯擦拭消毒 • 消毒湿巾			
便器、尿盆	2 000 mg/L 有效氯消毒 液浸泡	30 分钟	1 次 / 周	专人专用
拔火罐	1 000 mg/L 有效氯消毒 液浸泡	30 分钟	用后	一人一用一消毒
止血带（供应室）	1 000 mg/L 有效氯消毒 液浸泡	30 分钟	用后 1 次 / 周	• 一人一用一消毒 • 一次性止血带一次性使用 • 消毒后包装（有效期 7 天）
氧气湿化瓶及内芯（供应室）	1 000 mg/L 有效氯消毒 液浸泡	30 分钟	用后 1 次 / 周	• 湿化液用无菌水，每天更换 • 一次性湿化瓶用后丢弃 • 消毒后包装（有效期 7 天）
简易呼吸器及配件（抢救车）　鸭嘴阀、塑料连接头	1 000 mg/L 有效氯消毒 液浸泡	30 分钟	用后	消毒步骤：清洗、消毒、再清洗、干燥，包装（有效期 7 天）　简易呼吸器及配件如为多重耐药菌患者使用后送供应室灭菌处理
简易呼吸器及配件（抢救车）　球囊表面、储氧袋、氧气连接管、硅胶面罩	75% 乙醇棉擦拭消毒		用后	一次性氧气面罩及呼吸回路管，用后丢弃

续 表

消毒对象	消毒方法		消毒频率	注 意 事 项
	浓度 （mg/L）	时间 （分钟）		

呼吸机表面	75% 乙醇棉擦拭消毒或
	消毒湿巾擦拭消毒
			• 用后
			• 使用中：
			  ≥ 2 次 / 天
			• 备用状态：
			  1 次 / 周
				遇污染立即消毒

呼吸机螺纹管、 湿化罐	1 000 mg/L 有效氯消毒 液浸泡（供 应室有纯 化水条件）; 75% 乙醇 （无纯化水 条件）	30 分钟	用后	• 消毒后包装（有效期 7 天） • 一次性呼吸机螺纹管不 得重复使用，用后丢弃
呼吸机流量传 感器	75% 乙醇 浸泡	30 分钟	用后	
压舌板、开口器、 舌钳（供应室）	压力蒸汽灭菌		用后	一次性压舌板不得复用，应 视为医疗废物用后立即丢弃
气管内套管（供 应室）	压力蒸汽灭菌		用后	
吸引器、引流瓶	用 1 000 mg/L 有效氯消毒 液浸泡	30 分钟	用后	• 一次性吸引器、引流瓶不 得重复使用，用后视为医 疗废物立即丢弃 • 一次性使用吸引连接管 拆封备用有效期 1 个月， 到期更换
一般医疗器械 （消毒供应中心）	• 耐热、耐湿的物品压 力蒸汽灭菌 • 不耐高温、不耐湿等 物品低温灭菌 • 对不耐热、耐湿的首 选低温灭菌		用后	• 器械首选机械清洗精密 和有机物污染较重器械 应手工清洗 • 有关节、缝隙、齿槽的器 械，应尽量张开或拆卸到 最小单位进行清洗

注：标注为"消毒供应中心"的为消毒供应中心统一清洗、消毒及（或）灭菌。

▓ 十一、闭环管理期间第三方消毒工作方案

依据所在地《新型冠状病毒肺炎现场消毒要求及技术指南》和《养老机构消毒技术要点》制订老年护理医院第三方消毒工作实施方案。

（一）个人防护

第三方消毒人员采取二级防护，防护要求：帽子、医用防护口罩、护目镜或者面屏、防护服、靴套（可加穿鞋套）、双层手套。

防护用品必须在指定的区域内穿脱。病区消毒人员在各病区点位帐篷内穿戴防护用品，在各病区出口集装箱内一脱区、二脱区内按照墙上脱卸流程规范脱卸，注意手卫生。外围消毒人员在就近病区点位帐篷内穿戴防护用品，在就近点位集装箱内一脱区、二脱区内按照墙上脱卸流程规范脱卸，注意手卫生。

（二）消毒方法

1. 物体表面消毒

- 消毒剂：三氯异氰尿酸（实际使用的消毒剂）。
- 消毒浓度：1 000 mg/L；2 000 mg/L（卫生间、医疗废物暂存点）。
- 消毒剂品名：朗索消毒片（实际使用的消毒剂品牌）。
- 消毒剂规格：500 ± 50 mg/ 片（实际使用的消毒剂规格）。
- 配置方法：1 000 mL 水 +2 片 =1 000 mg/L（根据消毒剂规格按说明书配置）。
- 消毒器械：常量喷雾器。

2. 空气消毒

- 消毒剂：二氧化氯（实际使用的消毒剂）。
- 消毒浓度：500 mg/L（根据医院实际使用的消毒剂制度）。
- 消毒剂品牌：明彤消毒片（实际使用的消毒剂品牌）。
- 消毒剂规格：5%～6%（W/W）1 g/ 片（实际使用的消毒剂规格）。
- 配置方法：1 000 mL 水 +10 片 =500 mg/L（根据消毒剂规格按说明书配置）。
- 消毒器械：超低容量喷雾器。

3. 注意事项

- 需在全国消毒剂网上备案平台查询，消毒剂是否已备案。
- 第三方消毒队所有消毒队员是否获得《新型冠状病毒肺炎疫情防控消毒人员培训证书》。

（三）消毒原则

- 病区消毒人员与外围消毒人员严格分开，并固定。
- 要求消毒人员固定楼栋，不同楼栋原则上不流动消毒。
- 要求入口消毒人员与出口消毒人员分开并固定，消毒人员不可同时兼任清洁与污染区域消毒。
- 消毒完毕后在出口集装箱内完成个人防护用品脱卸，务必做好个人卫生处置。

十二、闭环管理期间工勤人员外围垃圾收集的医院感染防控要求

为了规范工勤人员收集垃圾符合感染防控要求，减少工勤人员感染风险，特制定此要求。工勤人员收集垃圾时按要求进行防护。疫情期老年护理医院内所有垃圾都视为感染性垃圾，收集时双袋双扎，扎口前使用 1 000 mg/L 含氯消毒液进行喷洒。清洁区与污染区垃圾收集工勤人员不能混用。

（一）清洁区感染性垃圾收集工勤人员要求

1. 工作范围

各病区点位帐篷（入口通道）和集装箱（出口通道）出口处。注意：清洁区和二脱区之间的门敞开，不要关闭。

2. 防护要求

增强型一级防护，包括帽子、医用防护口罩、隔离衣、面屏、手套。

3. 防护用品穿脱

- 必须在指定区域内进行。
- 务必在就近病区点位帐篷，穿戴防护用品，防护用品外包装丢入垃圾箱内。
- 工作结束后，在就近点位集装箱清洁区外先进行手卫生，再脱卸防护用品，最后再进行手卫生后离开。

（二）潜在污染区感染性垃圾收集工勤人员要求

1. 工作范围

各病区点位集装箱内一脱区、二脱区和清洁区。

2. 工作要求

外围医疗废物收集人员根据分工，包括二脱区和清洁区收集人员与一脱区收

集人员。

（1）二脱区和清洁区收集人员：负责收集二脱区、清洁区医疗废物，通过脱卸集装箱清洁区进入二脱区，收集医疗废物后，使用喷壶进行消毒。退出二脱区，收集清洁区医疗废物后离开。

（2）一脱区收集人员：负责收集一脱区医疗废物，直接进入脱卸集装箱一脱区，收集医疗废物后，使用喷壶进行消毒后离开。

3. 时间要求

外围医疗废物收集时间根据医务人员换班时间（如"2-8-14-20制"）进行规定，要求医疗废物收集人员按时间要求（如"1-7-13-19制"）进行医疗废物收集，即医务人员每次下班前提前1小时完成医疗废物收集工作（表4-2）。

表4-2　医疗废物收集时间及人员下班时间

收 集 时 间	下 班 时 间
7点	8点下班
13点	14点下班
19点	20点下班
1点	2点下班

4. 个人防护

二级防护，包括帽子、医用防护口罩、护目镜或面屏、防护服、双层手套、靴套（可加鞋套）。

5. 防护用品穿脱

- 穿脱防护用品必须在指定区域内进行。
- 务必在就近病区点位帐篷，按照墙上穿戴流程规范穿戴防护用品，防护用品包装丢入垃圾箱内。
- 工作结束从就近病区点位集装箱一脱、二脱区域按照墙上脱卸流程规范脱卸后，戴干净的口罩离开，脱卸过程中认真执行手卫生，并把脱卸的防护用品丢入垃圾箱内。

■ 十三、工作人员单人单间闭环管理要求

疫情期间，老年护理医院所有人员需实行闭环管理。为保障工作人员减少交叉感染，避免人力不足，工作人员需单人单间闭环管理，可租用闲置酒店或搭建方舱作为员工宿舍。为规范管理员工宿舍，减少交叉感染风险，保证医院感染管理措施切实落地，以方舱宿舍为例，制订单人单间闭环管理要求。

（一）出入口及人员流动路线

1. 出入口

方舱共有 3 个出入口，其中出口 2 个，进口 1 个。

2. 人员流动路线

（1）人进：要求人员从老年护理医院方舱西北侧入口进入后，沿西侧路向南，根据入住分区方舱由分区方舱西门（由西向东）进入各自居住分区方舱。具体出入口、人员流动动线详见图 4-5。

（2）人出：方舱入住人员从各自分区方舱东门出，沿方舱东侧路向北至方舱北门出口 1 离开方舱。

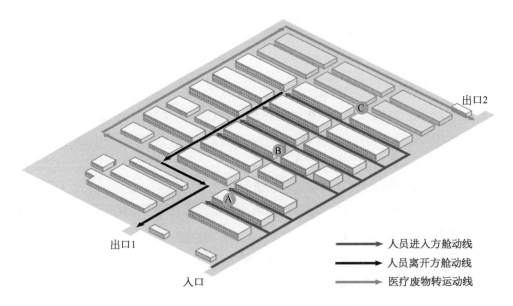

图 4-5　方舱出入口、人员流动路线示例

（3）医疗废物：医疗废物收集后，从方舱东侧路由北向南转运至方舱南部医疗废物暂存点。固废中心由方舱南部出入口进出转运医疗废物。

（二）方舱医院感染防控制度

根据所在地医院感染质量控制中心《医务人员集中驻地点感染防控管理制度》作出以下要求：

1. 闭环人员的个人管理

- 工作人员从工作岗位返回方舱房间后应手卫生、沐浴、更换清洁衣物，离开房间需佩戴医用外科口罩。
- 饮食采用分餐制，提前分配好餐盒后无接触送餐，由方舱服务人员将餐食放置于方舱房间门口置物台上。
- 回方舱后禁止私自外出，一切所需物品报告给方舱管理人员统一采购。
- 房间内保持干净整洁，清洁消毒工作由入住人员自己完成，建议使用消毒湿巾对手频繁接触的物体表面和个人物品进行擦拭消毒；开窗通风每天30分钟，每天不少于2次。
- 房间内产生的垃圾装入黄色垃圾袋后，封口扎紧，放在指定地点，由专人清运。
- 保证充足休息时间及严格健康监测。
- 健康监测出现症状经医生评估建议休息的人员，先暂停工作，在房间内隔离观察。
- 根据专家组意见确定隔离观察期，未满观察期的不得返岗，并按居家观察的要求严格落实到位。

2. 安保管理

方舱保安由方舱物业人员负责，加强对方舱入住人员管理，严禁串门、走廊逗留、聊天等行为。违规行为一经发现，应予告知、警告、上报。

3. 人员监测

每日两次监测体温（9点、15点），主动登记，如出现体温超过37.3℃、干咳、乏力、嗅觉和味觉减退、鼻塞、流涕等不适症状，由专家初诊和评估，判断是否需要休息、用药、是否需要完善检验检查。

4. 分类入住信息

方舱内部应按人员类型进行分区居住。

（三）方舱环境核酸采样

为及时了解方舱新冠病毒环境污染状况，发现新冠传播风险点，为评估新冠传播风险、开展有效消毒、评价消毒效果提供依据。按《方舱新型冠状病毒环境监测方案》，每日常规进行环境核酸采样工作。

（四）方舱消毒工作

1. 日常消毒

要求每日常规消毒 3 次，针对方舱公共区域（房间由入住人员自己负责）进行消毒。

- 消毒剂：三氯异氰尿酸。
- 消毒浓度：1 000 mg/L 或 2 000 mg/L（卫生间、医疗废物暂存点）。
- 消毒剂规格：500 ± 50 mg/ 片。
- 配置方法：1 000 mL 水 +2 片 =1 000 mg/L。
- 消毒器械：常量喷雾器。

2. 终末消毒

如阳性患者转出后、方舱关舱等情况下，需进行终末消毒（物体表面和空气消毒）。

（1）物体表面消毒：要求、方法同日常消毒物体表面方法。

（2）空气消毒

- 消毒剂：二氧化氯。
- 消毒浓度：500 mg/L。
- 消毒剂规格：5%～6%（W/W）1g/ 片。
- 配置方法：1 000 mL 水 +10 片 =500 mg/L。
- 消毒器械：超低容量喷雾器。

（五）应急预案

- 如方舱内部出现阳性患者时，应及时联系到阳性患者，要求其自行在房间内隔离，不得离开房间。
- 待机构医务管理部门联系区疾病预防控制中心，并开展流行病学调查，查找阳性患者密切接触者，并对其进行隔离。
- 阳性患者由专人带领离开，穿着二级防护［帽子、医用防护口罩、护目镜或者面屏、防护服、靴套（可加穿鞋套）、双层手套］离开，前往指定区域进行隔离，待 120 急救车接送至定点医院。

- 阳性患者密接人员由专人带领着二级防护离开，前往密接人员隔离点。
- 阳性患者、密接人员离开后，立即进行终末消毒，终末消毒完成 30 分钟后，经消毒湿巾或清水擦拭后，开展终末消毒后环境监测工作。
- 待环境监测结果回报阴性后，阳性房间、密集人员房间方可重新使用。

■ 十四、单人单间闭环管理区域新冠病毒环境监测方案

为及时了解单人单间闭环管理区域新冠病毒环境污染状况，发现新冠传播风险点，评估新冠病毒传播风险、开展有效消毒、评价消毒效果，需要对住宿环境进行监测，以方舱宿舍为例。

（一）日常环境监测

1. 采样内容和结果处理

（1）监测对象：对方舱日常环境开展监测，主要包括潜在污染区及清洁区。

（2）监测频次：每天完成 1 次环境监测。

（3）监测数量：选取方舱潜在污染区与清洁区高污染风险的环境表面对象和物品进行采样。每日采集环境物体表面样品数量根据方舱入住数量而定，具体采样对象见表 4-3。

表 4-3　方舱采样对象一览表

采样场所	采样对象和数量（件）	总样本数（件）
进出口（4 个）	地面（1）、门把手（1）、桌面（1）、医疗废物桶（2）	20
住宿方舱（单舱）	走道地面（3）、门把手（10）、房间门口物品放置台面（5）、楼梯扶手（2 个，方舱两端楼梯各 1 个）	20
转运垃圾车	方向盘（1）、把手（1）、栏杆（1）、座椅（1）、载货仓地板（1）	5
公共区域	地面（2）、水龙头（2）、医疗废物桶（1）、水池（2）、门把手（2）、洁具（1）	10

注：采样场所和部位包括方舱各功能分区，包括工勤人员方舱、隔离人员方舱和医护人员方舱。同时针对垃圾转运车、公共区域、进出口、住宿方舱等部位进行采样。

（4）发现阳性结果的处理：环境环节采样若出现阳性的，应及时做好消毒处置工作，并第一时间对发现阳性场所进行风险评估，根据风险评估结果确定进一步处理措施。

（5）监测结果信息报送：每日19点上报当日《方舱新冠核酸环境每日监测汇总表》（表4-4）。

表4-4　方舱新冠核酸环境每日监测汇总表

采样场所	采样数量	阳 性 数
进出口（4个）		
住宿方舱（单舱）		
转运垃圾车		
公共区域		
合计		

（6）组织实施：由老年护理医院根据采样方案组织实施，并送实验室检测。

（7）结果报送：每日上报当日采样情况，第一时间反馈检测结果。

2. 采样方法

原则上应按照表中所列部位进行采样，如出现表中没有的情况，可选取除表中所列部位外，其他类型的人员接触较多的部位进行采样，并在采样单中注明。门把手样本应对同一扇门的内外门把手同时采样；水龙头、桌面、座椅等样本尽可能采集手可能接触的部位。

环境物体表面采样所用采样管为病毒采样管（内含非灭活型病毒采样保存液），所用采样拭子为咽拭子。用浸有采样保存液的拭子一支，在患者可能接触的物体表面横竖涂抹各5次，并随之转动采样拭子，尽可能多采集环境表面，折去手接触部位，将拭子放入装有采样保存液的试管中送检。

3. 样本保存、运送及检测方法

用于核酸检测的样本应尽快进行检测，24小时内的样本可置于4℃保存，样本采集后尽快送实验室检测，按照《病原微生物实验室生物安全管理条例》（国务院令第424号）等有关规定执行样本送检。实验室检测根据所在地《新型冠状病毒标本采集和实验室检测技术》执行。

4. 个人防护

采样人员采取一级或以上防护，穿工作服、戴一次性帽子、戴防颗粒物口罩或医用防护口罩、戴护目镜或防护面屏、外罩一件隔离衣或医用防护服、戴一次性手套、穿一次性鞋套。

（二）终末消毒后环境监测

1. 采样内容和结果处理

（1）监测对象：对方舱撤空，完成终末消毒后的环境开展监测。新冠阳性病例所在的方舱房间必须采样。阴性病例所在的房间抽取 25% 采样。

（2）监测频次：每次终末消毒后。

（3）监测数量：选取方舱房间终末消毒后环境状况的对象和物品进行采样。每个方舱房间（单个房间）采集环境物体表面样品至少 13 件，具体采样对象见表 4-5。

表 4-5　方舱房间采样对象一览表

采样场所	采样对象和数量（件）
方舱房间	地面（1）、门把手（内外）（1）、床扶手（1）、床隔板（1）、桌面（1）、椅子（1）、水龙头（1）、莲蓬头把手（1）、电视机遥控（1）、房间门口物品放置台面（1）、窗户（1）、马桶按钮（1）、马桶盖（1）
方舱走廊	地面（3）、走廊通道门把手（2）

采样场所包括方舱房间腾空后重点环节的物体表面，每个房间采样数量不少于 14 件，可根据现场环境增加选择其他高频率接触的对象。

（4）发现阳性结果的处理：环境采样若出现阳性的，应及时做好消毒处置工作，并第一时间对发现阳性的场所进行风险评估，根据风险评估结果确定进一步处理措施。

（5）监测结果信息报送：及时上报《终末消毒环境监测汇总表》（表 4-6）。

（6）组织实施：由老年护理医院根据采样方案组织实施，并及时送实验室检测。

表 4-6　终末消毒环境监测汇总表

采样日期：_____ 年 _____ 月 _____ 日

采样场所	采样数量	阳 性 数
方舱房间		
方舱走廊		
合计		

2. 采样方法

地面样本尽可能采集患者诊疗轨迹上的部位，采样面积不小于 100 cm²；墙面样本尽可能采集患者可能接触的部位，采样面积不小于 100 cm²；门把手样本应对同一扇门的内外门把手同时采样；水龙头、桌面、门把手等样本尽可能采集手可能接触的部位。将浸有非灭活型病毒采样保存液的咽拭子一支，在患者可能接触的物体表面横竖涂抹各 5 次，并随之转动采样棉拭子，尽可能多采集环境表面，折去手接触部位，将咽拭子放入装有非灭活型病毒采样保存液的试管中送检。

3. 样本保存、运送及检测方法

用于核酸检测的样本应尽快进行检测，24 小时内的样本可置于 4℃保存，样本采集后尽快送实验室检测，按照《病原微生物实验室生物安全管理条例》（国务院 424 号令）等有关规定执行样本送检。实验室检测根据所在地《新型冠状病毒标本采集和实验室检测技术》执行。

4. 个人防护

方舱房间整体撤空终末消毒后的环境监测采样人员采取一级或以上防护，穿工作服、戴一次性帽子、戴防颗粒物口罩或医用防护口罩、戴护目镜或防护面屏、外罩一件隔离衣或医用防护服、戴一次性手套、穿一次性鞋套。

若方舱房间未全部撤空，采样人员可采取二级防护，穿工作服、戴一次性帽子、戴医用防护口罩、戴护目镜或防护面屏、外罩一件医用防护服、戴一次性手套、穿一次性鞋套或雨靴。

十五、闭环管理期间医院环境监测与评估

为及时了解老年护理医院新冠病毒环境污染状况，发现新冠传播风险点，评估新冠传播风险、开展有效消毒、评价消毒效果提供依据，闭环管理期间需要每日对环境进行监测和评估。

（一）日常环境监测

1. 采样内容和结果处理

（1）监测对象：对老年护理医院内的日常环境开展监测，主要包括潜在污染区及清洁区。

（2）监测频次：每天完成 1 次环境监测。

（3）监测场所及数量：选取潜在污染区与清洁区高污染风险的环境表面和物品进行采样。根据区域，设置每日采集环境物体表面样品数量，具体采样对象见表 4-7。

表 4-7　日常环境监测采样对象一览表

采样场所	采样对象和数量（件）	总样本数（件）
指挥部公共场所	4 层楼每层：地面（3）、楼梯扶手（2）、电梯（2）、门把手（3）、桌面（4）、座椅（4）、饮水机（1）、微波炉（1）、打印机（1）、台式计算机键盘（1）、鼠标（1）	92
指挥部卫生间	4 层楼每层：水龙头（1）、便器（2）、洁具（1）、门把手（1）、台盆（1）	24
东门、北门岗亭	每个岗亭：门把手（1）、门禁（1）、桌面（1）、地面（1）、货架（1）、登记笔（1）	12
康复楼	3 个区域每个区域：桌面（3）、地面（2）、座椅（2）、物品（2）、门把手（1）、卫生间水龙头（1）、台盆（1）、把手（1）	39
转运垃圾车	2 辆车每辆：方向盘（1）、把手（1）、栏杆（1）、座椅（1）、载货舱地板（1）	10
核酸采样点	桌面（2）、标签机（1）、外包装（2）、医废桶（1）、采样窗口（1）	7

续　表

采样场所	采样对象和数量（件）	总样本数（件）
脱卸区	7个区域每个区域：桌面（1）、地面（1）、墙壁（1）、医废箱（1）、洗手液按钮（1）	35
营养科	办公室门把手（1）、缓冲区台面（2）、配制间不锈钢台面（2）	5

注：采样场所和部位包括指挥部公共场所与卫生间每个楼面，康复楼内3个休息区域，垃圾转运车，每个个人防护用品脱卸区，并根据院区三区划分，及时调整采样场所，重点对清洁区域做好日常环境监测。

（4）阳性结果的处理：环境采样标本若出现阳性，应及时做好消毒处置工作，并第一时间对发现阳性的场所进行风险评估，根据风险评估结果确定进一步处理措施。

（5）监测结果信息报送：第一时间反馈检测结果，每日上报当日《每日监测汇总表》（表4-8）。

表4-8　新冠核酸环境每日监测汇总表

采样场所	采样数量	阳　性　数
指挥部公共场所		
指挥部卫生间		
大门岗亭		
康复楼		
转运垃圾车		
核酸采样点		
脱卸完成区		
合计		

（6）组织实施：由老年护理医院根据采样方案组织实施，并送实验室检测。

2.采样方法

原则上应按照表中所列部位进行采样，如出现表中未列出，可根据需要选取表外人员高频接触部位的其他类型进行采样，并在采样单中注明。门把手样本应对同一扇门的内外门把手同时采样;水龙头、桌面、座椅等样本尽可能采集手高频接触部位。环境物体表面采样所用采样管为病毒采样管(内含非灭活型病毒采样保存液),所用采样拭子为咽拭子。用浸有采样保存液的拭子一支,在患者可能接触的物体表面横竖涂抹各 5 次,并随之转动采样拭子,尽可能多采集环境表面,折去手接触部位,将拭子放入装有采样保存液的试管中送检。

3. 样本保存、运送及检测方法

用于核酸检测的样本应尽快进行检测,24 小时内的样本可置于 4℃保存,样本采集后尽快送实验室检测,按照《病原微生物实验室生物安全管理条例》(国务院 424 号令)等有关规定执行样本送检。实验室检测根据所在地《新型冠状病毒标本采集和实验室检测技术》执行。

4. 个人防护

采样人员采取增强型一级防护或二级防护,穿工作服、戴一次性帽子、戴防颗粒物口罩或医用防护口罩、戴护目镜或防护面屏、外罩一件隔离衣或医用防护服、戴一次性手套、穿一次性鞋套。

(二)终末消毒后环境监测

1. 采样内容和结果处理

(1)监测对象:对老年护理医院病区撤空,完成终末消毒后的环境开展监测。新冠阳性病例所在的房间必须采样。阴性病例所在的房间抽取 25% 采样。

(2)监测频次:每次终末消毒后。

(3)监测数量:选取代表病区终末消毒后环境状况的对象和物品进行采样。每个病区采集环境物体表面样品至少 50 件,具体采样对象见表 4-9。

表 4-9 终末消毒病区采样对象一览表

采样场所	采 样 对 象
病房	床扶手、隔板、床头柜、窗帘、患者座椅、输液架,呼叫器、电视机、桌面等
公共部位	地面、墙面、护士台面、病历卡、座椅、走道、电梯按钮等
卫生间	水龙头、门把手、地面、台盆等
污物清洗间	洁具(拖把)、洁具(抹布)、垃圾桶等

注:采样场所包括病区腾空后重点环节的物体表面,每个病房采样数量不少于 5 件,每类物品不少于 1 件,可根据现场环境增加选择其他高频接触的对象采样。

（4）阳性结果的处理：环境采样若出现阳性，应及时做好消毒处置工作，并第一时间对发现阳性的场所进行风险评估，根据风险评估结果确定进一步处理措施。

（5）监测结果信息报送：及时上报《终末消毒环境监测汇总表》（表4-10）。

表4-10 终末消毒环境监测汇总表

采样日期：_____ 年 _____ 月 _____ 日

采样场所	采样数量	阳 性 数
病房		
公共部位		
卫生间		
污物清洗间		
合计		

（6）组织实施：由老年养护机构根据采样方案组织实施，并及时送实验室检测。

2. 采样方法

地面样本尽可能采集患者诊疗轨迹上的部位，采样面积不小于100 cm²；墙面样本尽可能采集患者可能接触的部位，采样面积不小于100 cm²；门把手样本应对同一扇门的内外门把手同时采样；水龙头、台面、患者座椅、输液架样本尽可能采集手高频接触的部位。

将浸有非灭活型病毒采样保存液的咽拭子一支，在患者可能接触的物体表面横竖涂抹各5次，并随之转动采样棉拭子，尽可能多采集环境表面，折去手接触部位，将咽拭子放入装有非灭活型病毒采样保存液的试管中送检。

3. 样本保存、运送及检测方法

用于核酸检测的样本应尽快进行检测，24小时内的样本可置于4℃保存，样本采集后尽快送实验室检测，按照《病原微生物实验室生物安全管理条例》（国务院424号令）等有关规定执行样本送检。实验室检测根据所在地《新型冠状病毒标本采集和实验室检测技术》执行。

4. 个人防护

病区大楼整体撤空终末消毒后的环境监测采样人员采取增强型一级防护或二级防护，穿工作服、戴一次性帽子、戴防颗粒物口罩或医用防护口罩、戴护目镜或防护面屏、外罩一件隔离衣或医用防护服、戴一次性手套、穿一次性鞋套。若病区大楼未全部撤空，采样人员可采取二级防护，穿工作服、戴一次性帽子、戴医用防护口罩、戴护目镜或防护面屏、外罩一件医用防护服、戴一次性手套、穿一次性鞋套或雨靴。

第二节 医 疗

■ 一、新冠病毒感染者转移

新冠病毒感染传染性极强，而老年护理医院的患者平均年龄较大，很多是长期卧床或生活不能自理的患者，其中部分患者失能失智。当疫情袭来，由于老年患者年老体弱、身体抵抗力和免疫力低下，往往更加容易感染，且部分重症患者病情进展迅速，对个人、家庭、社会都是一个巨大的灾难。根据国务院应对新冠病毒感染疫情联防联控机制医疗救治组《新型冠状病毒感染者转运工作方案（第二版）》的要求，结合老年护理医院的实际情况，提出新冠病毒感染老年患者转移流程管理。

（一）成立转运领导小组

老年护理医院及相关支援人员应成立转运领导小组，以分管院长为组长，协调医务管理部门、护理部、待转运患者的病区、医院感染科各部门实施转运工作。主要责任是统筹做好新冠病毒感染者的急救转运工作，在做好新冠病毒感染疫情相关转运工作的同时，切实保障好日常急救转运需求。

（二）制订名单并评估转移患者

转运领导小组确定新冠病毒感染患者名单，制订拟转运患者信息表，填写转运交接单。并上报给区卫生行政部门与各个定点收治医院、120 急救中心协调好转运时间，并确定无症状感染者、轻型、普通型、重型、危重型患者的例数及合并症，同时与待转运患者的病区主任、主管医生及护士长确定好需要转运的患者名单及特殊情况并告知患者家属，提前 1 天将名单及转运交接单经区卫生行政部门发送给各定点医疗点，以便医疗点接收患者时核对患者信息，并根据拟转院患者病情提前做好接诊准备。

成立转运小组（包括医生、护士），由转运小组长根据转运名单，联系待转运患者的病区主任、护士长，核实当天转运人员。

（三）患者准备

- 在转运前，管床医生及管床护士与待转运患者进行沟通，告知转运的目的、时间、目的地，取得患者的理解与配合。告诉患者有专人护送至定点医院，确保有序转运，缓解其恐惧、紧张的心理。老年养护医院患者有较多的失能失智老人，无法沟通，应协助患者联系家人，讲解转运事宜，取得家属的支持和配合。护工或护士协助患者整理随行用物并消毒，提供收纳用具，对患者的物品进行标识，以免物品混乱和遗失。不能携带物品可用医疗废物垃圾袋打包密封并标识。
- 为患者监测体温、呼吸频率和血氧饱和度，及时识别低氧血症和呼吸衰竭患者，密切观察患者病情变化。
- 设置转运等候区至转运车辆停靠区之间的行进通道。
- 仔细核对患者名单，确保无误，对于失能失智老人，应该由长年照顾的护工、主管的医生和护士进行身份确认，结合腕带、身份证等进行辨识，必要时可与患者家属视频进行身份确认。带上该患者的出院小结及日常用药，以便于定点收治医院对老年患者的基础疾病及用药有所了解。
- 按照转运名单，根据患者情况选择车床或轮椅进行转运，分批次安排患者进入转运通道，沿途进行消杀。
- 每例患者出发前统一配发外科口罩，可穿隔离衣，出发前和到达后协助患者进行手、衣物、鞋、帽等消毒。

（四）明确 120 急救车的转运路线

转运领导小组应指定相对独立的专门区域以停放转运新冠病毒感染者的救护车，设置转运车辆停靠区，明确标识车辆出入院区路线，在指定区域安排专人引导和对接。按照事先的转运交接单转运，明确转运目的地，提前告知 120 急救车驾驶员目的地，病区交接患者通道及行驶路线。

（五）120急救车转运

120急救中心负责人应当安排专门的医务人员、驾驶员和救护车承担新冠病毒感染者的转运工作。新冠病毒感染者的转运车辆原则上应为负压救护车。原则上应当1车转运1人，配1位医生，对于同一毒株的感染者，1车可转运多人。转运救护车应随车配备必要的生命支持设备、防护用品、消毒剂（含快速手消毒剂）等，保障患者转运安全。救护车及车载医疗设备（包括担架）应专车专用。

转运领导小组与120急救中心确定好到达时间、转运患者名单及病区后，按时到达老年护理医院，按照转运路线到达停靠区，由老年护理医院的转运小组将患者从病区带至停靠区后，核实人员并完成交接。新冠病毒感染者的转运车辆原则上应为负压救护车。到达定点医疗点后，120急救中心的转运人员应同定点医疗点负责人共同确认患者名单、核对患者身份信息，老年护理医院工作人员将写有患者信息（如姓名、年龄）的贴纸贴于患者胸前。确认信息无误后方可离开，防止误送。

（六）做好交接工作

急救中心、相关医疗机构、隔离管理机构应当做好新冠病毒感染者转运交接记录，并及时报主管卫生健康行政部门。

（七）工作人员防护和管理

参与转运的所有工作人员，包括转运医生、护士、120急救中心转运车人员等，应进行感染防控知识与技能培训，考核合格后方能上岗。上岗前要进行核酸检测。老年护理医院应设置规范的医务人员个人防护用品穿脱场所；配备数量充足的个人防护用品及手卫生设施、穿衣镜、防护用品穿脱流程图、防护用品柜（架）、医疗废物容器等。医务人员和驾驶员应当在规定的区域穿脱个人防护用品，按照程序戴N95口罩、穿防护服，达到二级防护的标准。参与转运的医务人员、驾驶员严格进行闭环管理，根据本地防控规定落实健康监测要求。一旦发生感染职业暴露或发现健康状况异常，要及时处置，并按照要求报告。

原则上医务人员和驾驶员每执行1车次转运任务后应更换全套个人防护用品，连续转运同一毒株的感染者时可完成本次转运任务后集中更换个人防护用品，但同一套个人防护用品连续使用时间不应超过6小时。

（八）其他急救转运工作

确保在做好新冠病毒感染疫情相关转运工作的同时，还应切实保障好日常急救转运需求。非新冠病毒感染患者，因原发基础疾病加重或突发疾病，而老年护理医院缺乏救治能力，应按照日常急救转运途径，联系 120 急救车辆，转运至上级医院进行救治，注意避免交叉感染。

新冠病毒感染者转移和转运流程详见图 4-6。

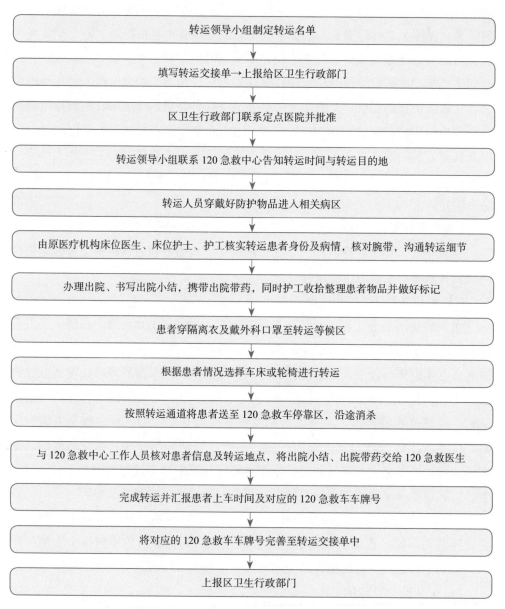

图 4-6 新冠病毒感染者转移转运工作流程

二、无法转运的阳性患者安置

（一）病区设立普通病房和缓冲病房

普通病房安排阴性患者使用。缓冲病房用于新入院患者（暂时无法提供72小时内连续核酸报告），或者在院患者出现核酸/抗原报告异常，或有密接、次密接等特殊情况。缓冲病房启用须经科室主任/病区主任同意。条件许可也可以设立隔离病区或隔离病房。

（二）病房要优化病例发现和报告程序

在核酸检测基础上，增加抗原检测作为补充，提高病例早发现能力，同时提高疑似病例诊断或排除效率。新冠病毒感染，疾病潜伏期为3～7天，甚至更长，仍有部分患者后续出现阳性，造成病区内人员交叉感染的情况。

（三）工作人员

医、护、工、勤防护级别按照医院规定，严格按照指定区域和规范流程进行穿脱防护用品。严格进行健康管理和监测。医护人员每天核酸或抗原检测。

（四）患者

要严格把关入院患者。病房采取闭环管理，物资无接触配送。非必要不陪护，禁止探视。患者和陪护每天核酸检测。

（五）护工等工勤人员

工勤人员安排居住在通风良好的房间，减少与其他人的近距离密切接触，分餐饮食，佩戴口罩，做好手卫生。护工最好固定病房。防止护工流动引起病情传播。

（六）环境消杀和采样

环境消杀和采样工作由楼层护理部负责，医生服从护理部安排。

若遇以下特殊情况，请参照以下应对策略。

- 病房发现疑似患者或陪护或抗原检测结果为阳性者，责任医生立即报告科室主任、护士长后，安排其单人、单间隔离或进入缓冲病房。通知全科在院医务人员。
- 立即对其进行核酸检测，核酸检测结果为阳性者，立即封闭该病房，科室主任通知医务管理部门、上报医院，护士长通知医院感染科、后勤保障组（保洁消毒部门），尽快转运阳性患者，病区所有人员封闭管理、病区消杀、环境采样，进行集中隔离管理或转运至定点医院治疗。医院感染科评估密接人员是否需要隔离，确立隔离病房及转运路线等。

- 核酸检测结果为阴性者，连续多次监测阴性，方可解除警报。

特殊情况处理详见图4-7。

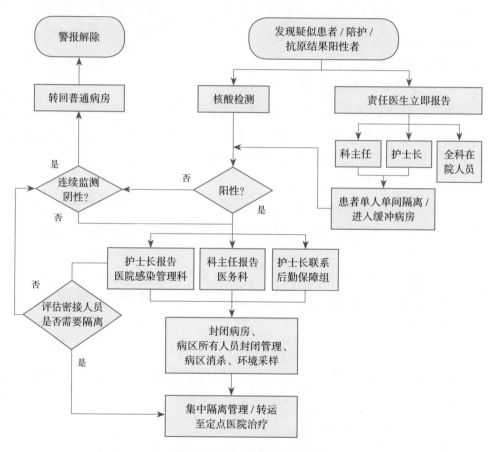

图4-7 特殊情况处理流程

（七）保洁消毒部门

- 保洁员做好防护（佩戴 N95 口罩、一次性帽子、护目镜、双层手套、鞋套，穿防护服和隔离衣）。
- 保洁员对病房、通道、电梯等密闭空间进行消毒。
- 保洁员对患者医疗废物按照流程清洁消毒。医护人员做好防护（佩戴 N95 口罩、一次性帽子、护目镜、双层手套、鞋套，穿防护服和隔离衣）。

（八）阳性患者转运

阳性患者"手递手"闭环转运。陪同医护人员按照指定路线跟随转运车运送患者前往隔离病房或隔离病区，与隔离病区做好交接，并规范摘脱防护用品。运送通道要终末消毒。

（九）区域划分及防护要求

将区域按照风险等级给予划分，实施不同的防护级别。区域划分及防护要求见表4-11。

表4-11　区域划分及防护要求

风险等级	区　　域	防护等级
高风险区域	阳性患者及密接者所在区域	二级防护
中风险区域	缓冲病房	二级防护
低风险区域	医务人员办公、休息区域、普通病房	一级防护

注：进行医疗活动的诊疗原则遵循"由低到高，由洁到污"。

（十）阳性病例实施分类收治

- 轻型病例实行集中隔离管理。隔离管理期间应做好对症治疗和病情监测，如病情加重，应转至定点医院治疗。
- 普通型、重型、危重型和有重型高危因素的病例，应在隔离病房或者定点医院集中治疗，其中重型、危重型病例应当尽早收入 ICU 治疗，有高危因素且有重症倾向的患者也宜收入 ICU 治疗。按照指南规范进行抗病毒治疗，加强基础疾病的诊治。

■　三、就地隔离和处置措施

老年护理医院的患者很多长期卧床或生活不能自理，其中部分患者甚至失能失智，需要护工、康复师等护理人员长期看护，照料喂食、喂水、翻身、拍背、擦身、洗漱等，这些老人能够长期生存，离不开护工及相关医护人员的精心照料。当疫情袭来，由于老年患者年老体弱、身体抵抗力和免疫力低下，往往更加容易感染病毒。如万一感染，应按照《新型冠状病毒肺炎诊疗方案（试行第九版）》的要求，在条件许可的情况下，进行集中隔离或送至定点医院治疗。

但部分老年护理医院的患者，因失能失智、长期卧床，如离开熟悉的护工照料，有可能增加转运至定点医院的护理难度，不利于患者的救治；或身体状态无法耐受转运过程的颠簸；或者转运沟通失败，患者及家属拒绝转运。若发生以上种种情况，则应考虑就地隔离和处置。

按照《新型冠状病毒肺炎诊疗方案（试行第九版）》的要求，结合老年护理医院的实际情况，可将老年护理医院内较独立或者偏僻的病区设置为阳性病区，将阳性患者集中至该阳性病区进行统一集中隔离和治疗，特殊患者可安排其长期陪护的护工进驻该病区进行照料。如部分患者无法转移出病区，可将病区内相对偏僻的病房设置成隔离病房，收治阳性感染者，密接患者也可安置在相应的密接病房，并做好与普通病房的分隔。最大限度进行隔离，降低不同风险人员因暴露导致交叉感染机会的同时，进一步保证患者的生命安全。

按照《新型冠状病毒肺炎诊疗方案（试行第九版）》，参照以下建议给予患者一般治疗。

- 卧床休息，加强支持治疗，保证充分能量和营养摄入；注意水、电解质平衡，维持内环境稳定。
- 密切监测生命体征，特别是静息和活动后的指氧饱和度等。
- 根据病情监测血常规、尿常规、C反应蛋白（CRP）、生化指标（如肝酶、心肌酶、肾功能、电解质等）、凝血功能、动脉血气分析、胸部影像学等。有条件者可行炎症因子检测。
- 根据病情给予规范有效氧疗措施，包括鼻导管、面罩给氧和经鼻高流量吸氧。
- 抗菌药物治疗：避免盲目或不恰当使用抗菌药物，尤其是联合使用广谱抗菌药物。对于发病5天以内的轻型和普通型且伴有进展为重型高风险因素的患者，可给予利托那韦片抗病毒治疗。可请中医师辨证施治，给予中医中药治疗。患者常存在紧张、焦虑情绪，应当加强心理疏导，必要时辅以药物治疗。老年护理医院可配备心理治疗师，有利于患者及医护人员的心理疏导。
- 隔离期间患者加强护理，定期监测核酸及抗原，观察症状，如符合解除隔离标准可解除隔离。

- 隔离管理期间应做好对症治疗和病情监测，如患者疫情所致病情加重，应转至定点医院治疗。

■ 四、普通病房的管理

对于病情较为严重，转运途中容易病情突变的患者不宜搬动，采取就地隔离的策略，可将阳性感染患者转至病区的缓冲病房单人单间独立护工进行管理。

（一）目的

设置并合理使用缓冲病房，通过采取核酸检测筛查和隔离安置等措施降低交叉感染风险。

（二）范围

为加强病区人员管控，对新入院患者落实"应检尽检"要求，设置并合理使用缓冲病房尽量设置在病区末端通风良好的单人单间。该病区工作人员以及到该病区会诊、抢救、保洁或转运等工作人员均应避免。

（三）具体要求

1. 规范设置缓冲病房

（1）缓冲病房用于收治暂无核酸检测结果的急诊患者或者隔离排查可疑的住院患者。缓冲病房不需按"三区两通道"设置。缓冲病房宜设置独立卫生间，通风良好，标识明确，应单人单间安置患者，病室门随时保持关闭。应有防护用品穿脱空间。

（2）缓冲病房应符合隔离要求，在实施标准预防的基础上采取接触隔离、飞沫隔离和空气隔离等措施。进出缓冲病房，应当严格执行《医院隔离技术规范》《医务人员穿脱防护用品的流程》，正确实施手卫生及穿脱防护用品，防止污染。

（3）缓冲病房配足必要的防护及手卫生用品。

（4）重点管控患者，医务人员相对固定，进入房间需规范穿戴防护用品。

（5）缓冲病房应有明显标识，并限制无关人员出入。外出检查时，由专人陪同，并提前通知检查科室做好准备。人员做好相应防护，检查区域终末消毒处理后，再检查下一个患者，如病情允许，建议放在最后检查。

（6）患者的诊疗、护理工作及其活动必须在病室内完成，直到排除新冠病毒感染后再转至普通病房。

2.健康教育

（1）医护要及时对患者及陪护进行健康教育：严禁探视，不串病房，自觉规范佩戴口罩，正确实施咳嗽礼仪和手卫生。

（2）医务人员应加强个人防护和消毒隔离观念，在抢救或处置不同患者时医护人员应相对固定。如人员紧张无法固定专人时，在处置不同患者之间应立即进行手卫生，更换防护用品，避免交叉感染。

3.防护标准

（1）个人防护标准：应依据国家及省相关要求做好防护。

（2）医务人员个人防护：按照相关防护标准严格执行穿脱防护用品流程，正确穿脱个人防护用品。根据从事诊疗处置操作的风险，实施相应级别的防护。N95口罩、护目镜/防护面屏、隔离衣、防护服、手套、鞋套和胶靴等防护用品被患者血液、体液、分泌物等污染时应当及时更换。正确使用防护用品，穿防护用品前、戴手套前、脱去手套或隔离服后应立即进行手卫生。下班前进行个人卫生处置。严格执行新冠职业暴露及锐器伤防范措施。

4.消毒要求

（1）空气消毒：加强病区走廊和病室、功能区域、生活区域、公共区域等的通风换气，每日通风至少2～3次，每次30分钟；室内也可配置人机共存的空气净化消毒机；有人情况下不能使用紫外线灯辐照消毒。紫外线灯辐照消毒每日2～3次，每次时间不少于1小时。

（2）地面、墙壁消毒：每日用1 000 mg/L的含氯消毒液擦拭或喷洒消毒至少2次，消毒作用时间应不少于30分钟。有肉眼可见污染物时，应先完全清除污染物再消毒。无肉眼可见污染物时，可用有效氯1 000 mg/L的含氯消毒液擦拭或喷洒消毒。

（3）物体表面消毒：诊疗设施设备表面，床围栏、床头柜、家具、门把手、呼叫按钮、监护仪、微泵、门把手、计算机等物体表面，以及转运车辆、担架、轮椅等运输工具等，每日至少2次；移动设备、运输工具等使用后立即消毒。无肉眼可见污染物时，用有效氯1 000 mg/L的含氯消毒液进行擦拭消毒，作用30分钟后清水擦拭干净。

（4）污染物（患者血液、分泌物和呕吐物）：少量污染物可用一次性吸水材料（如纱布、抹布等）蘸取有效氯5 000～10 000 mg/L的含氯消毒液小心移除。

大量污染物应当使用含吸水成分的消毒粉或漂白粉完全覆盖，或用一次性吸水材料完全覆盖后，用足量的有效氯 5 000～10 000 mg/L 的含氯消毒液浇在吸水材料上，作用 30 分钟以上，小心清除干净。清除过程中避免接触污染物，清理的污染物按医疗废物集中处置。患者的分泌物、呕吐物等应有专门容器收集，用有效氯 20 000 mg/L 的含氯消毒剂，按物、药比例 1∶2 浸泡消毒 2 小时。清除污染物后，应当对污染的环境物体表面进行消毒。盛放污染物的容器可用有效氯 5 000 mg/L 的含氯消毒剂溶液浸泡消毒 30 分钟，然后清洗干净。

（5）粪便和污水：使用专门容器收集排泄物，消毒处理后排放。用有效氯 20 000 mg/L 的含氯消毒液，按粪、药比例 1∶2 浸泡消毒 2 小时；若有大量稀释排泄物，应当用含有效氯 70%～80% 漂白粉精干粉，按粪、药比例 20∶1 加药后充分搅匀，消毒 2 小时。盛放污染物的容器可用有效氯 5 000 mg/L 的含氯消毒剂溶液浸泡消毒 30 分钟，然后清洗干净。

（6）应当尽量选择一次性使用的诊疗用品。听诊器、温度计、血压计等医疗器具和护理物品实行专人专用。重复使用的医疗用品用双层黄色垃圾袋盛装，做好标识，密闭运送至洗衣房或消毒供应中心消毒灭菌处理。

（7）患者外出检查应戴外科口罩，检查完成后检查室应立即消毒；运送车辆应按人次更换床单或椅套，并用 1 000 mg/L 的含氯消毒液擦拭消毒。

（8）患者排除新冠可能转入普通病区后，对其病室应按《医疗机构消毒技术规范》进行终末消毒。

（9）患者未排除新冠或已确诊新冠的患者死亡，对尸体应当进行处理。处理方法为：用 3 000 mg/L 的含氯制剂棉球或纱布填塞尸体口、鼻、耳、肛门、气管切开处等所有开放通道或创口；用浸有消毒液的双层布单包裹尸体，装入双层尸体袋中，由民政部门派专用车辆直接送至指定地点尽快火化。

5. 医疗废物处理

（1）确诊患者使用过的一次性床单、被套、枕套用双层黄色医疗废物袋盛装，袋外标识"新冠"字样，一次性使用，按照感染性废物处理；非一次性使用的床单、被套、枕套等在收集时避免产生气溶胶，做好标识，与配送人员做好交接，统一处理。

（2）缓冲病房产生的废弃物，包括医疗废物和生活垃圾，均按照医疗废物进行分类收集，不得与其他医疗废物混装，医疗废物收集桶应为脚踏式并带盖。医疗废物达到包装袋或者利器盒的 3/4 时，应当有效封口，确保封口严密，应当使用双层包装袋盛装医疗废物，采用鹅颈式封口，分层封扎，按疫情医疗废物处理。疑似或确诊新冠病毒感染患者医疗废物要与医疗废物处置单位进行单独交接。每天运送结束后，对运送工具进行清洁和消毒，含氯消毒液浓度为 1 000 mg/L，运送工具被感染性医疗废物污染时，应当及时消毒处理。

6. 其他

每日对病区医务人员的体温和症状进行监测，如有发热或出现呼吸道症状则应立即上报，按要求做核酸检测，遵照感染防控流程进行管理。

■ 五、闭环管理期间常见疾病的处理

（一）医院获得性肺炎病原菌的评估与感染预防措施

医院获得性肺炎（HAP）是最常见的医院获得性感染，诊断与治疗较为困难，病死率高。误吸是住院患者发生内源性感染的主要途径，其次是致病微生物以气溶胶凝胶微粒等形式进入下呼吸道，其他感染途径包括血行播散至肺部及邻近组织的直接播散。

病原菌的确定与评估是治疗成功的关键，做好感染的预防措施具有较高的医疗经济学价值。

1. 基于流行病学特点进行个体化评估

在缺乏病原微生物实验室诊断条件下，可基于流行病学特点的基础上进行个体化评估。中国院内感染抗菌药物监测（CRAES）数据显示：在流行病学中排名靠前的常见致病菌，如肺炎克雷伯菌、铜绿假单胞菌、鲍曼不动杆菌、金黄色葡萄球菌、大肠埃希菌、阴沟肠杆菌、嗜麦芽窄食假单胞菌，上述 7 种细菌约占总致病菌的 90% 以上，老年患者流行病学特点与此基本相同。≥ 65 岁的患者是 HAP 的主要群体，约占 70%，铜绿假单胞菌比例高，鲍曼不动杆菌比例稍低。基于致病菌的流行病学特点可显著缩小临床实践中对目标致病菌的思考范围。

2. 致病菌个体化评估

致病菌个体化评估有助于在流行病学基础上进一步缩小目标致病菌。

（1）肺炎克雷伯菌：包括普通型与高毒力型，普通型为条件致病菌，多见于长期卧床免疫功能低下患者，尤其是糖尿病患者，高血糖促进肺炎克雷伯菌的增

殖；若合并胆道系统疾病，影像学发现肝脓肿则肺炎克雷伯菌肺炎可能性极大。高毒力型肺炎克雷伯菌肺炎多见于社区感染，但近年来院内获得性感染比例增加，多以严重的原发性肝脓肿为首发症状，常合并眼内炎、坏死性筋膜炎、化脓性脑膜炎、败血症等其他部位的迁徙性感染，疾病进展快，感染患者病死率高。

（2）铜绿假单胞菌：黏膜屏障破坏、免疫功能低下、慢性结构性肺病（支气管扩张、肺纤维化）、慢性阻塞性肺疾病（COPD）等。铜绿假单胞菌感染是COPD 急性加重的因素之一（42.6%），COPD 患者当出现以下情况时，应高度怀疑铜绿假单胞菌感染：近 1 年住院史、经常（＞4 次 / 年）或近期（近 3 个月内）抗菌药物应用史、极重度 COPD（FEV1% pred ＜ 30%）、应用口服糖皮质激素（近 2 周服用泼尼松＞ 10 mg/d）、既往分离培养出铜绿假单胞菌。

3. 金黄色葡萄球菌

金黄色葡萄球菌是最常见的革兰阳性球菌，若患者存在皮肤破损包括褥疮等，容易使金黄色葡萄球菌经血流播散至肺脏，引起脓毒症、肺栓塞；长期广谱抗菌药物的使用，尤其是抗菌谱以革兰阴性杆菌为主的抗生素的长期使用易筛选出金黄色葡萄球菌。因此，当患者有皮肤破损，或广谱抗菌药物临床疗效较差，排除抗菌药物剂量用法使用不合理等因素，应考虑金黄色葡萄球菌感染。此外，糖尿病亦为金黄色葡萄球菌肺炎的危险因素。

（二）医院获得性肺炎的预防

1. 预防误吸

除非有禁忌，建议采用半卧位（床头抬高 30°～45°），若存在咳痰障碍，协助患者翻身拍背及震动排痰。床头亦不宜过高，过高时患者舒适性下降并且发生压疮风险增加，故一般认为 30°～45° 即可。此外，根据患者的耐受情况，合理喂食，注意控制喂养的总量和速度，避免反流。如果怀疑存在反流或者胃潴留，可考虑放置幽门后营养管。长期留置鼻胃管者，若条件允许，改胃造瘘。便秘时应及时通便。

2. 减少上呼吸道和（或）消化道病原菌定植

氯己定（洗必泰）进行每日口腔护理，选择性口咽部去污染（SOD），应用益生菌等可减少定植。SOD 指在口咽部使用并口服非吸收性抗菌药物，联合或不联合肠道外抗菌药物，清除患者口咽部及消化道可能引起继发感染的潜在病原菌。研究结果提示可降低 HAP 的发生率及呼吸道耐药菌的定植率。

3. 积极治疗基础疾病

加强危重症患者的营养支持治疗，及时纠正水电解质、酸碱失衡、低蛋白质及高血糖等罹患感染的危险因素，加强心、肺疾病的治疗和康复，采用呼吸训练、体位引流、手法技术或机械装置等气道廓清技术（ACT）。

4. 加强患者管理

对于粒细胞减少症等严重免疫功能抑制患者，应进行保护性隔离，并尽快纠正患者免疫抑制状态；对有耐药菌［抗甲氧西林金黄色葡萄球菌（MRSA）、耐碳青霉烯类鲍曼不动杆菌（CRAB）、耐碳青霉烯类铜绿假单胞菌（CRPA）、耐碳青霉烯类肠杆菌（CRE）等］感染或定植者，应采取接触隔离措施。

5. 合理使用抑酸药物

服用质子泵抑制剂（PPI）的患者发生细菌性肺炎的风险显著增加，原因可能包括抑酸后出现上消化道细菌定植并迁移到肺部、呼吸道分泌物 pH 改变导致细菌过度生长。此外，胃黏膜保护剂对胃液 pH 的影响不大，有利于抑制胃内细菌的生长，与抑酸剂相比较可以降低呼吸机相关性肺炎（VAP）的风险，但预防消化道出血的作用较弱。

6. 综合评估后再有创通气

老年患者 II 型呼吸衰竭的发生率显著高于 I 型呼吸衰竭。因此，常给予经鼻高流量氧疗（HFNC）或无创机械通气。如经过综合评估后，仍需要有创机械通气，或已使用有创机械通气，应每日评估，做好气道护理。

（三）急性心肌梗死的评估和非介入治疗处置流程

闭环管理期间，对于很多老年患者合并有高血压、糖尿病、脑梗死、心房颤动、冠心病等多种慢性疾病，医护人员在查房时需要注意容易引起猝死的心血管急症的识别。特别是对于失智失能、脑梗后失语患者，因不能准确表达自己主诉，很多心血管危急重症不能及时被发现，导致临床不良事件的发生，因此对于这类疾病要引起重视。

急性心肌梗死（AMI）是一种临床上常见的心血管病危急重症，能引起患者猝死，因此及时识别和诊断能够早期干预，早期治疗，降低病死率和致残率，改善老年患者的生活质量。根据 2021 年发表的《急性心肌梗死合并心原性休克诊断和治疗中国专家共识》，急性心肌梗死的定义是指：有持续性胸部不适或其他提示缺血的症状，同时有心肌损伤坏死证据（心肌肌钙蛋白升高至少一次超过正常范围）。急性心肌梗死患者根据心电图图形可见分为两类：有2个或2个以上相邻导联ST段抬高时称为ST段抬高型心肌梗死（STEMI）；而没有ST段抬高则称为非ST段抬高型心肌梗死（NSTEMI），不同分型，治疗和处理原则则有很大不同。

1. 急性心肌梗死诊断

（1）主诉和症状：大部分患者有胸闷、胸痛症状，其他伴有恶心、呕吐、乏力、心悸、晕厥等症状；很多老年卧床患者症状不典型，对痛觉不敏感，注意不要遗漏其他主诉及症状，对于长期卧床、失智失能患者，应注意患者近期有无恶心、呕吐、纳差、乏力等临床表现。

（2）心电图：对于有典型症状怀疑心梗患者应该在10分钟完成心电图检查，怀疑下后壁及右心室心肌梗死者应记录18导联心电图检查，对有持续性缺血症状（胸闷胸痛）但首份心电图不能明确诊断的患者，需在15～30分钟内复查；对于长期卧床、失语失智患者，应该至少每周查2～3次常规心电图检查，注意有无动态变化，根据心电图ST段的改变分为STEMI和NSTEMI。

（3）心肌损伤标志物：优先选择肌钙蛋白（c-TnT或c-TnI）作为AMI常规心肌损伤标志物检测指标，其他标志物包括CK-MB、肌红蛋白等标志物，同时需要注意的是很多尿毒症或肾功能不全患者，肌钙蛋白（c-TnT或c-TnI）基础值高于正常，因此应该动态观察心肌损伤标志物的变化。

2. 诊断急性心肌梗死后应对急性心肌梗死进行监测评估

（1）动脉血乳酸水平。

（2）床旁超声心动图评估。

（3）CVP监测。

3. STEMI患者治疗处置流程

（1）治疗原则：病因治疗、稳定血流动力学、保护重要脏器功能、维持内环境稳定、防治心律失常、改善心肌代谢和综合支持治疗等手段。

（2）血流动力学不稳定的STEMI：应该尽快使用血管活性药物，有条件的情况下甚至可考虑使用心脏辅助装置等稳定血流动力学。

（3）血流动力学稳定的STEMI：应该尽快开通闭塞血管；若家属强烈要求，并且在2小时内能送至PCI资质医院就诊，应该积极联系转院治疗；但在疫情期间因条件受限，如不能转运，需要充分与家属沟通并严格排除禁忌证后可考虑进行溶栓治疗；溶栓后需临床评估溶栓治疗成功标志（图4-8）。

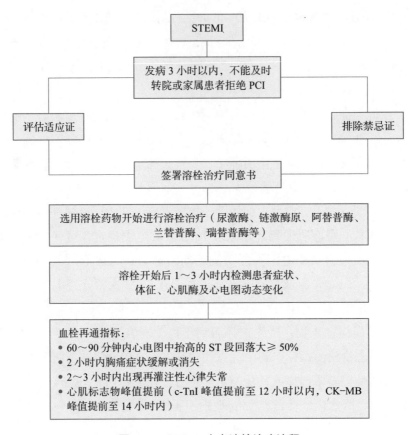

图 4-8 STEMI 患者溶栓治疗流程

（4）溶栓治疗仅能使部分 STEMI 患者血管再通，无论是否再通，目前指南均建议早期进行介入治疗；此外双联抗血小板治疗是所有 STEMI 患者的基石，所有 STEMI 患者若无禁忌证均应在诊断明确后尽早开始双联抗血小板治疗。

4. NSTEMI 患者治疗处置流程

主要依据缺血危险分层决定实施再灌注治疗时机，NSTEMI 并不代表无冠脉血管闭塞，甚至有可能多根冠脉血管严重狭窄或闭塞；因此对于 NSTEMI 患者进行危险分层显得极为重要。目前临床上最常见的危险分层评分表为 Grace 评分（表 4-12），根据患者得分情况分为低危、中危、高危，其中按照目前指南规定对于缺血高危患者需要在 2～24 小时完成冠状动脉造影及介入治疗，低危、中危患者在 72 小时内完成介入治疗。但是在疫情闭环管理期间无法转院进行介入治疗情况下，使用药物进行保守治疗，与 STEMI 患者治疗不同的是，即使是有血管的急性闭塞，NSTEMI 患者不主张溶栓治疗；NSTEMI 需强化抗血小板及抗凝治疗，积极处理心力衰竭及心律失常等各种并发症，并在确诊后立即服用负荷剂量的双联抗血小板药物。最后需注意 NSTEMI 患者病情可能会进展为 STEMI，此时应该按照 STEMI 流程进行处理（图 4-9）。

表 4-12　NSTEMI 风险评估——GRACE 评分
（发病 24 小时内完成）

年龄（岁）	分数	心率（次/分钟）	分数	收缩压（mmHg）	分数	肌酐（mg/dL）	分数	Killip 分级	分数	危险因素	分数
＜30	0	＜50	0	＜80	58	0～0.39	1	I	0	心脏骤停	39
30～39	8	50～69	3	80～99	53	0.4～0.79	4	II	20	心电图 ST 段改变	28
40～49	25	70～89	9	100～119	43	0.8～1.19	7	III	39	心肌坏死标志物升高	14
50～59	41	90～109	15	120～139	34	1.2～1.59	10	IV	59		
60～69	58	110～149	24	140～159	24	1.6～1.99	13				
70～79	75	150～199	38	160～199	10	2.0～3.99	21				
80～89	91	≥200	46	≥200	0	≥4	28				
得分		得分		得分		得分		得分		得分	

患者总分：

危险级别	GRACE 评分	院内死亡风险（%）	患者分级（√）
低危	≤108	＜1	
中危	109～140	1～3	
高危	＞140	＞3	

注：本表适用于 NSTEMI 患者危险评级。

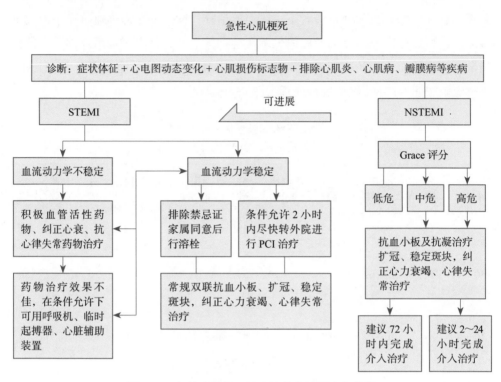

图 4-9　急性心肌梗死治疗评估和处置流程简图

（四）急性脑血管意外的紧急判断及处理

当疫情期间的基层老年护理医院受限于转诊困难、缺乏辅助检查设备、医师缺乏神经系统专科培训，如何在这种环境下早期识别急性卒中的发生对于非神经科专科医师是存在困难的。为此，总结以下简单的鉴别方法，希望能助于老年护理医院医师早期识别急性脑卒中发生。

1. 意识障碍

对于一些意识障碍的患者，要给予基本的神经系统查体。

（1）通过呼叫和眼眶刺激来判断患者意识水平减退的程度：鉴别出嗜睡、昏睡、昏迷，注意患者起病特点，无前驱症状的突发性起病，脑血管意外可能大。

（2）注意观察患者的瞳孔、眼球自然位置：当患者出现双侧瞳孔不等大有可能是前循环重症卒中或者后循环卒中，如果佩戴眼罩或者面屏起雾，可以忽略瞳孔对光反射的检查（注意排除既往眼部疾病残留）；当患者出现眼球位置异常，如双侧眼球同向凝视、眼球自然状态下非居中位（可单眼或者双眼不同特点的斜位），分别提示大脑皮质或者脑干阳性体征。突发起病多见于卒中，同向凝视亦需结合临床症状排除癫痫发作（癫痫发作往往出现抽搐，同时伴有瞳孔扩大、二便失禁）癫痫发作时，双侧眼球往病灶对侧凝视，可资鉴别。

（3）注意患者双侧肢体活动的检查：可通过肢体抬高程度（遵指令）或者落臂征、摆位试验（昏迷患者）估测其肌力，若同时划双侧病理征阳性（巴宾斯基征、戈登征、霍夫曼征），强烈提示可能发生卒中。

2. 言语障碍

对于言语障碍的患者：① 需要明确患者既往言语状况，排除言语障碍后遗症；② 当患者突然出现构音障碍（讲话大舌头）、失语等，高度警惕发生急性卒中。

3. 肢体活动力下降

对于突然发生的偏侧上下肢、四肢（往往合并意识障碍）、单肢的瘫痪乃至活动力下降，均应考虑到急性脑血管意外的发生，急性脑卒中患者往往能划出阳性病理征，阴性也不能排除卒中诊断。

4. 肢体感觉异常

对于肢体感觉异常的患者：① 一定要注意"卒中属于突发起病"特点；对于突然发生的偏侧上下肢、单肢的麻木等感觉异常，均应考虑到急性脑血管意外的发生，注意针刺觉未鉴别出双侧皮肤的差异亦不应排除脑卒中的诊断；② 未合并意识障碍的四肢麻木，少见于脑卒中诊断。

5. 头晕

对于头晕的患者：① 注意观察患者眼球震颤；② 对于持续性眼震、形态多变的不规则眼震，老年患者要高度怀疑急性后循环卒中发生可能；③ 注意观察患者共济试验（指鼻试验、跟膝胫试验），如果共济试验阳性，高度考虑急性后循环卒中，阴性已不应排除；④ 尤其是对于突发起病的、持续性眩晕伴有颅神经其他体征的老年患者，高度怀疑急性卒中发生。

6. 面瘫

（1）中枢性面瘫：突发起病，高度考虑卒中发生。

（2）周围性面瘫：如果合并有同侧耳后、中疱疹或者疼痛，面神经炎可能大，无上述合并症状时，不能排除急性卒中的发生。

疫情期间，老年护理医院工作任务繁重复杂，希望通过上述简单可行的鉴别手段去早期发现急性卒中发生，及时完善脑部 CT 检查明确属于缺血或者出血性脑血管意外，及时启动力所能及的临床救治。对于发病时间小于 4.5 小时的急性缺血性脑卒中，排除禁忌证，家属知情同意后，尽早给予重组组织型纤溶酶原激活剂（rtPA）静脉溶栓治疗；对于一些突发的偏瘫、凝视、失语、昏迷、四肢瘫痪的重症卒中患者，尽可能早期转诊至具有血管内治疗能力的综合卒中中心，时间就是大脑，力求挽救更多生命。对于脑出血的患者，按照指导规范给予一般药物治疗或者转诊。

（五）骨折的处理原则

新冠病毒感染疫情防控期间对老年髋部骨折患者的急救，应遵循救人第一、保证医务人员安全前提下实施急救处理。新冠病毒感染疫情防控期间，由于严格管控措施会限制人员流动，多见低能量损伤所致的骨折，如滑倒摔伤、扭伤、长期卧床患者的人为搬动等。

1. 外伤患者的接诊

（1）接诊前防护：接诊之前应对患者进行新冠病毒快速筛查，针对普通患者，医务人员采取一级防护措施。针对疑似或确诊患者，医务人员采取二级防护措施。

（2）骨折的一般表现：骨折局部出现剧烈疼痛，特别是移动患肢时加剧，伴明显压痛。具有畸形、异常活动、骨擦音（骨擦感）这三个骨折特有体征之一者，即可诊断为骨折。新冠病毒感染期间的低能量骨折，如裂缝骨折、股骨颈嵌插骨折、椎体压缩性骨折等，可不出现以上三个骨折特有体征。骨质疏松性椎体压缩性骨折为急性或慢性持续性腰背部、胸背部疼痛，可伴胸肋部疼痛。

2. 疑似骨折患者的紧急处理

（1）生命体征的稳定：新冠病毒感染疫情期间，多为低能量损伤所致骨折，骨折出血诱发休克较为少见。但对于骨盆骨折、肱骨骨折、股骨骨折，仍应密切监测患者血压变化，必要时给予心电监护。血压波动或血常规出现急性失血改变时，及时给予深静脉穿刺，平衡液、生理盐水、胶体等扩容治疗，必要时输血。若患者生命体征平稳，应于第 2 日和第 5 日行血常规检查，判断隐性失血量，及时恢复有效血容量。

（2）开放创口的急诊处理：对于开放性损伤，由于创口被污染，大量细菌侵入，并在局部迅速繁殖，导致感染。应早期在伤口处置室进行消毒、清洁创面、去除明显异物后包扎处理。急诊清创过程中，医务人员应在二级防护的基础上，外罩一次性无菌手术隔离衣，戴无菌橡胶手套。

使用无菌清创手术包缝合伤口。如遇骨折端外露，可用聚维酮碘（碘伏）冲洗伤口，用无菌纱布和棉垫覆盖伤口，再用绷带包扎固定。对于无法处置的活动性出血，可采用充气止血带，必须记录捆扎时间，一般每1小时需放松止血带至少5分钟。开放性骨折处置同时应用抗生素，检测新冠抗原和核酸，阳性患者应快速联系定点医院进行救治。

（3）疑似骨折患者的局部固定：针对疑似骨折部位应进行初步固定后，转运至影像科进行影像学检查。骨折固定绑扎时应将骨折处上下两个关节同时固定，限制骨折处的活动。大腿骨折时可采用夹板临时固定，夹板的长度应从腋下至足跟，绷带同时绑缚胸部、腹部、大腿和小腿。疑似脊柱骨折患者，必须平卧于硬板上。

3. 疑似骨折患者的影像学选择

（1）X线：骨折的X线检查一般应拍摄包括邻近一个关节在内的正、侧位片，必要时应拍摄特殊位置。如手和足拍摄正位及斜位，跟骨拍摄侧位和轴心位，腕舟状骨拍摄正位和蝶位，肩部拍摄正位和穿胸位。对于肩锁关节脱位，尚需对比健侧肩关节摄片。对于临床症状较明显而急诊拍片阴性，应于伤后2周拍片复查。

（2）CT：因体位摆放困难、肢体挛缩等原因影响骨折部位的X线显示时，应行CT检查进一步明确。老年患者由于合并基础疾病较多，应同时进行肺部和颅脑CT检查。

4. 转运外院手术

开放性骨折应早期开展手术治疗。闭合性骨折确因骨折粉碎程度严重、难以复位或用石膏支具不能维持复位固定者，都应按照防控要求和流程积极安排手术治疗，手术方法的选择以简单、微创、快速、有效为主。原则上尽快、安全进行手术。对于髋部骨折患者，24小时内接受手术可使30日病死率从6.5%降低到5.8%。

对于闭合性骨折者，新冠阴性或感染得到充分控制或临床治愈后，可联系转运至上级医院进行专科治疗。转运前应常规行肺部CT、血常规、凝血功能、C反应蛋白（CRP）、红细胞沉降率（ESR）、B型钠尿肽（BNP）、降钙素原、D二聚体、血生化、动脉血气分析检查，便于接收医院在转运前对患者的手术耐受能力进行初步评估，避免无效转运。有骨牵引者，切勿拔除牵引针，需在严密保护下一并转运。

5.骨折的保守治疗

（1）骨折局部处理：新冠病毒感染重、危重患者选择保守治疗，待病情得到充分控制或临床治愈后再行评估手术。对于新冠病毒感染为轻、中型的骨折患者，暂缓无需早期手术挽救生命或帮助患者保存功能的手术。目前的数据表明，在新冠病毒感染后，大多数没有症状或症状已经缓解的患者应该在诊断后至少7周安排手术，除非推迟手术的风险超过新冠病毒感染的危害。

对于稳定的、无神经症状的脊柱压缩骨折患者（通常认为压缩小于1/3），采用卧床、镇痛等对症处理。锁骨骨折选用8字锁骨带固定，肩部骨折采用上肢悬吊或外展架（通常导致卧床困难）固定，上臂骨折可予U型石膏或外展架固定。对于髋部或股骨骨折，非手术治疗手段主要有骨牵引、皮肤牵引、防旋鞋等。对于肘部以下和膝部以下骨折患者，如无明显移位，手法复位后，采用石膏或支具等保守治疗措施。

对于保守治疗的股骨颈骨折或不能耐受手术的股骨粗隆间骨折，即便卧床制动、骨牵引或石膏固定均难以实现骨折愈合，可在患者疼痛耐受范围内活动患肢、部分坐起，以改善生活质量。另外，由于家属无法在疫情期间进行陪护，应及时与患者及家属沟通病情，加强心理疏导，明确疾病的治疗预后。

（2）深静脉血栓的防治：在骨折良好固定的前提下，及早开展肢体主动及被动活动；采用弹力袜及充气加压装置等物理预防措施；自骨折24小时后（骨盆骨折等高出血量部位可延至伤后48小时），采用低分子肝素预防血栓形成。

（3）坠积性肺炎的防治：保守治疗期间，应指导患者积极进行心、肺功能锻炼，定时翻身、拍背、咳痰，特殊时期尤其警惕坠积性肺炎及相关肺部感染的发生，及时进行肺部CT检查及核酸检测，注意鉴别新冠病毒感染。同时应注意营养支持，尽早离床做康复治疗。

（4）骨质疏松的防治：骨折患者要增加含钙丰富的食物、优质蛋白质食物，限制饮酒，避免浓茶、咖啡，戒烟。提倡在不影响骨折愈合前提下，患者应尽早开始功能锻炼。对于骨质疏松患者，早期补充维生素D和钙剂，严重骨质疏松患者可选用降钙素（肌内注射或喷鼻）、双磷酸盐（如口服阿仑膦酸钠）等抗骨质疏松药物治疗。

（5）褥疮的防治：长期卧床不起，身体骨突起处受压，局部血循环障碍，易形成褥疮。建议采用赛肤润等液体敷料按摩局部受压部位，一天3～4次。也可在骨突起部粘贴泡沫敷料或安普贴，减少突起部位压力，对敷料过敏者忌用。

（6）尿路感染的防治：预防尿路感染的措施主要有选择合适的导尿管、严格无菌操作、多饮水并加强会阴部护理等。

（六）休克患者抢救流程

老年护理医院由于受医疗设备、所备药物所限，休克治疗可能和常规流程略有差别，主要重点针对休克，做以下处理流程。

1. 初步判断休克原因

（1）低血容量休克：创伤、出血、失液等因素引起。

（2）分布性休克：主要包括感染性、神经源性、过敏性休克。

（3）心源性休克：心肌梗死、严重心律失常、急性心肌炎和终末期心肌病等因素引起。

（4）梗阻性休克：腔静脉梗阻、心脏压塞、肺动脉栓塞、张力性气胸等因素引起。

2. 评估与监测

（1）一般监测：意识、肢体温度和色泽、血压、心率、尿量。休克患者表现为血压正常或降低、心率快、肢端湿冷，严重可见皮肤花斑样改变、尿少、神志淡漠或者烦躁。

（2）有创监测：有创血压、中心静脉压（CVP）。

（3）组织灌注的监测：全身灌注指标（血乳酸、碱剩余）。24小时内血乳酸能够降至2 mmol/L以内者预后较好。碱剩余加重与活动性出血大多有关，对于碱剩余增加而似乎病情平稳的患者需细心检查有否进行性出血。

鉴于老年护理医院休克患者大部分为感染性休克，故要重点掌握以下诊断标准：

（1）感染性休克诊断标准：① 临床上有明确的感染；② 器官功能障碍（SOFA评分≥2分）；③ 在充分液体复苏后，仍需要升压药物维持MAP≥65 mmHg且血乳酸水平>2 mmol/L（18 mg/dL）。

（2）全身炎症反应综合征（SIRS）诊断标准：① 体温>38℃或<36℃；② 心率>90次/分；③ 呼吸频率>20次/分或$PaCO_2$<32 mmHg；④ 外周血白细

胞计数 > 12×10^9/L 或 < 4×10^9/L 或未成熟细胞 > 10%。

（3）器官功能障碍指标：① 动脉低氧血症（PaO_2/FiO_2 < 300 mmHg）；② 急性少尿；③ 血肌酐上升 > 44.2 μmol/L；④ 凝血功能异常（INR > 1.5 或 APTT > 60 秒）；⑤ 肠梗阻（肠鸣音消失）；⑥ 血小板计数 < 100×10^9/L；⑦ 血浆总胆红素 > 70 μmol/L。

3. 复苏

休克早期复苏的目标是尽快改善组织灌注，纠正组织细胞缺血缺氧，恢复器官的正常功能。

（1）气道管理：选择合适的氧疗方案，鼻导管吸氧，面罩吸氧，高流量吸氧，无创呼吸机，出现呼吸功能不全应及时建立人工气道，进行机械通气。

（2）液体复苏：适当的前负荷水平是维持心排血量的基础，应尽快恢复最佳的容量负荷。复苏时应该注重早期、快速和适量，一旦循环功能稳定，应保持容量负荷的最低状态，尽可能减少液体治疗的副作用。

感染性休克要求给予积极液体复苏，3 小时速化治疗目标分别为：低血压或乳酸 ≥ 4 mmol/L 给予晶体 30 mL/kg，初始液体复苏后仍低血压给予血管升压药，复苏的目标要求，MAP ≥ 65 mmHg；$ScvO_2$ ≥ 70%；乳酸正常。复苏液体以平衡液为主，有条件可以用血浆和蛋白（由于羟乙基淀粉导致肾损害，指南已经明确反对使用羟乙基淀粉进行液体复苏）。

（3）维持灌注压和优化氧输送：在积极液体复苏的同时，如果仍然存在组织灌注不良的表现，如血乳酸升高、尿量减少等，应监测心脏功能，给予正性肌力药物提高适当心排血量，提高组织氧输送。血压水平不足以维持组织灌注压时，选择升压药物如去甲肾上腺素提高血压，维持组织灌注压。

表 4-13　常用的升压药物和正性肌力药物

药　物	作用受体	CO	SVR	常用剂量 [μg/（kg·min）]
肾上腺素	α_1，β_1，（β_1）	↑↑	↑	0.02～0.5
去甲肾上腺素	α_1，β_1	↑	↑↑↑	0.01～1.5
多巴胺	β_2，DR，（α）	↑	↑	2～20
多巴酚丁胺	β_1，β_2	↑↑	↑	2～20

续 表

药 物	作 用 受 体	CO	SVR	常用剂量 [μg/（kg·min）]
垂体后叶素	血管紧张素Ⅲ	↓	↑↑↑	5～20
米立农	磷酸二酯酶抑制剂	↑↑	↓↓	0.25～0.75

4. 器官功能保护

治疗过程中应该通过 CVP 水平、心率、肺部啰音、氧合情况、组织水肿程度等的严密监测评估各器官功能状态，保持循环功能稳定的同时，注意采取措施如脱水、利尿等减轻组织器官水肿，纠正内环境紊乱和酸中毒，平衡凝血功能，改善微循环，促进器官功能恢复。

（七）营养支持治疗

老年护理医院的患者有一部分可以正常饮食，对于不能正常饮食的患者大多采取了胃管鼻饲粉碎过的普食，而对于出现感染等因素，普通饮食无法满足每日消耗的热量，可能需要配合专门的营养液。

1. 营养状态评估

（1）体重（BW）与体重指数（BMI）：用于评估患者的体重情况。BMI= 体重（kg）/ 身高 ^{2}（m^2）（表 4-14）。

表 4-14　BMI

BMI	营 养 状 况
＜ 18	营养不良
18～20	潜在营养不良
20～25	正常
25～30	超重
＞ 30	肥胖

（2）蛋白质测定：测定患者的营养水平（表 4-15）。

（3）氮平衡测定是判断危重症患者蛋白质代谢的一个常用重要指标，也反映营养补充得充足与否。氮平衡 =24 小时总入氮量—总出氮量 [尿氮 =（3～4）]。

表 4-15　蛋白质测定值

蛋白质	正常	轻度营养不良	中度营养不良	重度营养不良
白蛋白（g/L）	35～50	28～35	21～27	< 21
转铁蛋白（g/L）	2～4	1.5～2	1～1.5	< 1
前白蛋白（mg/L）	100～400	50～100	50～100	< 50

2. 营养支持的方法

临床上采用的营养支持途径包括肠内营养（EN）与肠外营养（PN）。

随着临床营养支持的发展，营养支持方式已由胃肠外营养为主要的营养支持方式，转变为通过鼻胃 / 鼻空肠导管或胃 / 肠造口等途径为主的肠内营养支持。这种转变是基于我们对营养支持的深入认识以及营养供给技术的改进。肠道作为机体代谢活跃器官，在危重疾病状态下，由于肠缺血再灌注损伤以及黏膜上皮细胞营养物质的迅速消耗与缺乏，使肠黏膜结构与功能严重受损，甚至导致更严重的肠功能衰竭，并进一步引发肠源性感染（全身性感染）及远隔的器官功能损害。所以，肠道被视为机体的一道重要防线和"中心器官"，而肠道结构与功能的维护在危重症患者的整体治疗中则具有更为重要意义。

肠黏膜充足的血液灌注及营养物质的肠道供给是维护肠屏障功能的两个重要因素，而 EN 在保护肠黏膜的完整性、防治肠道细菌移位、降低肠源性感染和支持肠道免疫系统方面具有独特作用。在充分的组织灌注前提下，直接向胃肠道提供营养物质，是保证黏膜营养及其正常结构与功能的重要措施，营养底物在消化吸收后经门静脉输入到肝脏，比 PN 更符合生理，利于肝脏蛋白质的合成和代谢调节。此外，营养素经过胃肠道，对于消化道的分泌功能与胃肠动力也具有不可替代的重要意义。临床研究的荟萃分析结果显示，接受 EN 患者感染的风险明显低于接受 PN 者。加拿大接受机械通气危重症患者营养支持指南以及欧美、澳大利亚营养支持指南中，均推荐危重症患者应首选肠内营养支持的方式。

3. 肠内营养（EN）

（1）危重患者 EN 时宜采用持续泵入的方式，营养液输注速度根据具体患者的耐受程度确定。

（2）对于反流、误吸高风险的重症患者，宜选择经小肠喂养的方式，和应用胃肠促动力药物；胃内喂养与空肠内喂养对 EN 并发症及肠道耐受性的影响研究显示，经空肠 EN 与经胃 EN 相比，前者仅在胃肠道不耐受以及较早达到目标喂养方面优于经胃喂养。

（3）肠内营养输注期间保持上胸部抬高≥ 30° 的体位。

（4）监测胃残余量（q4h）：胃残留量被广泛用于评价肠内营养期间胃的排空状况，但对于残留量多少来判断排空状态的标准尚不一致，从 100～500 mL 均有报道。多数报道认为，如胃残留量＞ 100 mL，小肠残留量＞ 200 mL 时应密切观察胃肠运动状态与排空功能。

（5）EN 期间注意血糖的监测和高血糖的处理。

（6）由于危重症患者对 EN 的耐受性降低，故常影响 EN 时的能量与营养供给。对于单纯肠道喂养不能满足需要的危重症患者，EN 不足之处应以 PN 补充之（PN+EN 联合形式）。

（7）EN 的禁忌证：严重应激状态，血流动力学尚不稳定。胃肠功能障碍者。肠管机械性完全性梗阻和其他原因的麻痹性肠梗阻者。急性肠道炎症伴有持续的腹泻、腹胀者，吸收等功能较差，不宜给予肠内营养。肠内营养过程中出现严重腹泻、腹胀等，经处理无缓解，应暂停肠道喂养。较严重消化道出血及呕吐的患者。合并腹腔间隙综合征。采取俯卧体位者，应暂停 EN，否则将增加胃内容物反流与误吸的风险。

（8）要素饮食的类型与选择：① 整蛋白配方：营养完全、可口、价廉，适用于胃肠道消化功能正常者；② 预消化配方（短肽配方）：简单消化即可吸收，适用于胃肠道有部分消化功能者；③ 氨基酸单体配方：以氨基酸为蛋白质来源的要素营养，直接吸收，适用于短肠及消化功能障碍患者。

4. 肠外营养（PN）

（1）原则：只要胃肠道解剖与功能允许，并能安全使用，应积极采用 EN；任何原因导致胃肠道不能使用或应用不足，应考虑肠外营养，或联合应用 EN。

（2）营养素及其需要量常规的营养素成分包括碳水化合物、脂肪（包括必需脂肪酸）、氨基酸、电解质、维生素、微量元素和液体。

1）碳水化合物类：是当前非蛋白质热量的主要部分，葡萄糖是临床常用的选择，其他还有山梨醇、果糖、木糖等（4 kcal/g）。碳水化合物是非蛋白质热量（NPC）的主要来源之一，也是脑神经系统、红细胞必需的能量物质，每天需要量＞ 100 g，以保证上述依赖葡萄糖氧化供能的细胞所需。一般每分钟每千克体重能代谢 3～5 mg 葡萄糖。

2）脂肪乳剂：脂肪乳剂是 PN 中另一重要营养物质和 NPC 来源，提供必需脂肪酸（亚油酸、亚麻酸、花生四烯酸），参与细胞膜磷脂的构成及作为携带脂溶性维生素的载体，单位体积可供给较高的热量（9 kcal/g）。糖脂双能源供能有助于减轻葡萄糖的代谢负荷和营养支持中血糖升高的程度。外源性脂肪的补充需考虑到机体对脂肪的利用和清除能力，一般占总热量的 15%～30%，或占 NPC 的 30%～50%。

3）氨基酸：氨基酸溶液作为肠外营养液中的氮源，是蛋白质合成的底物来源，平衡型氨基酸是临床常选择的剂型，含有各种必需氨基酸和非必需氨基酸，比例适当，具有较好的蛋白质合成效应。危重症患者 PN 时蛋白质补充量及热氮比构成的原则为：维持氮平衡的蛋白质供给量一般从 1.2～1.5 g/（kg·d）开始，相当于氮 0.2～0.25 g/（kg·d）。

4）电解质：每日常规补充的电解质主要有钾、钠、氯、钙、镁、磷。

5）微营养素：维生素、微量元素等体内含量低、需要量少，故又称为微量营养素，但同样有着重要的生理作用，参与营养代谢，其中有些具有抗氧化作用，影响机体的免疫功能。

5. 特殊危重疾病营养支持要点

（1）合并急性呼吸衰竭重症患者营养支持

1）急性呼吸窘迫综合征（ARDS）往往存在着明显的全身炎症反应，并伴随着体内各种应急激素及多种细胞因子和炎症介质的释放。其早期代谢改变特点为严重的高分解代谢，能量消耗增加，加之多数患者需要机械通气治疗，其静息能量消耗（REE）可达预计值的 1.5～2 倍。脂肪动员加速，无脂组织群（LBM）分解，各种结构与功能蛋白被迅速消耗，人血白蛋白下降、谷氨酰胺明显减少，血中氨基酸比例的失调，迅速出现营养不良，并影响患者的预后。

2）急性呼吸衰竭患者应尽早给予营养支持，首选 EN，并采取充分的措施避免反流和误吸的发生，必要时添加胃肠促动力药物。此外，呼吸衰竭患者应避免过度喂养，特别是过多的碳水化合物补充将增加 CO_2 的产生，增加呼吸商，加重呼吸负荷。合并 ARDS 患者营养支持的原则应掌握：适当降低 NPC 中碳水化合物的比例，降低呼吸商；添加含鱼油与抗氧化剂的营养配方，可能成为合并呼吸衰竭的危重症患者更理想的营养支持方式。

（2）急性肾功能衰竭（ARF）患者的营养支持

1）ARF 代谢变化：由于肾脏排泄功能的急剧恶化和尿毒症发生，出现了多种代谢改变，影响机体容量、电解质、酸碱平衡及蛋白质与能量的代谢，体内蛋白质分解增加，蛋白质合成也受到抑制，并严重影响了营养的补充和迅速发生营养不良，而后者是导致 ARF 高病死率的一个重要因素。此外，内分泌的改变，如胰岛素抵抗、儿茶酚胺分泌增加而生长激素与合成激素的分泌抑制、全身性炎症反应等，以及肾脏替代治疗导致的营养丢失，也是构成 AKI 患者营养不良的主要影响因素。

2）ARF 患者的营养支持：ARF 期体内氨基酸谱发生改变，蛋白质的供给量需要考虑分解程度和是否接受肾替代治疗。接受肾脏替代治疗的 ARF 患者，ARF 患者营养支持的基本目标和其他代谢性疾病是一致的，但对于未接受肾脏替代治疗的 ARF 患者，应注意氮的清除能力及血清必需氨基酸/非必需氨基酸比例失衡。

6. 营养风险筛查评分简表（NRS2002）

可根据疾病、营养、年龄等进行营养风险筛查评分（表 4-16 ～表 4-20）。

表 4-16 营养风险筛查评分简表（NRS2002）

姓名	性别	年龄（岁）
住院号	病区	床号
身高（cm）	体重（kg）	体重指数

表 4-17 疾病状态评分表

疾 病 状 态	分数	评分
骨盆骨折或慢性病患者合并以下疾病：肝硬化、COPD、长期血液透析、糖尿病、肿瘤	1	
腹部重大手术、卒中、重症肺炎、血液系统肿瘤	2	
颅脑损伤、骨髓抑制、加护病患（APACHE > 10 分）	3	
合计		

表 4-18 营养状态评分表

营养状态指标（单项选择）	分数	评分
正常营养状态	0	
3 个月内体重减轻＞5%，或最近 1 周进食量（与需要量相比）减少 20%～50%	1	
2 个月内体重减轻＞5%，或最近 1 周进食量（与需要量相比）减少 50%～75%	2	
1 个月内体重减轻＞5%（3 个月内体重减轻＞15%），或 BMI ＜18.5（或人血白蛋白＜35 g/L），最近 1 周进食量（与需要量相比）减少 70%～100%	3	
合计		

表 4-19 年龄评分表

年龄	分数
＞70 岁	1 分

表 4-20 营养风险筛查结果评分表

营养风险	分数
有营养不良风险，需要营养支持医治	≥3 分
如果接受重大手术，则每周重新评估营养状况	＜3 分

（1）按疾病严重程度（取最高分选项）

1）营养需要量轻度增加的疾病，包括髋部骨折、慢性疾病急性发作或有并发症者、COPD、血液透析、肝硬化、一般恶性肿瘤。

2）营养需要量中度增加的疾病，包括腹部大手术、卒中、重症肺炎、血液恶性肿瘤。

3）营养需要量重度增加的疾病，包括颅脑损伤、骨髓移植、APACHE ＞10分的 ICU 患者。

（2）营养受损状况评分（取最高分选项）

1）近 3 个月体重下降＞ 5%，或近 1 周内进食量减少 1/4～1/2。

2）近 2 个月体重下降＞ 5%，或近 1 周内进食量减少 1/2～3/4。

3）近 1 个月体重下降＞ 5%，或近 1 周内进食量减少 3/4 以上，或 BMI ＜ 18.5。

（3）年龄：大于 70 岁需要特别注意。

7. 结肠透析临床应用

重大传染病大背景下，医院物流、管理、患者转院和后勤保障等均在一定程度服从感染防控政策，这对需要肾脏替代治疗的急慢性患者产生深刻影响。因此，需要一种对治疗场所、条件、物资和人员要求不高的普适性托底治疗方法，保证该类患者的最基本治疗。结肠透析起自 20 世纪 70 年代，疗效不及血液透析、腹膜透析和肾移植，但操作简单，不需要特殊设备，价格便宜，不良反应小，作为上述肾脏替代疗法的一种补充，在不具备透析条件的场所有非常广阔的应用前景。

（1）原理：人的结肠有排泄和吸收功能，结肠黏膜与腹膜类似，都是生物半透膜，具有半透膜特性，能有选择地吸收和分泌，利用透析液中离子浓度的不同，建立跨结肠黏膜不同离子梯度，使血液循环中潴留的有毒代谢产物跨结肠黏膜运动而进入透析液，同时又将透析液中对人体有用的物质吸收入血。结肠透析可使患者血尿素氮下降，血清肌酐稳定或下降，酸碱紊乱、电解质紊乱纠正，尿毒症患者的症状得以缓解，为肾脏恢复正常功能创造条件。

（2）操作方法

1）用 50～100 mL 生理盐水灌肠，排清大便。

2）插入 22 号肛管，深 20～30 cm，将 1 000 mL 透析液加温至 37～38℃，15 分钟内通过 Y 形管的一端随重力输入结肠内，如患者不能耐受，可适当减少入液量。

3）透析液在结肠内保留 30 分钟，然后由 Y 形管的另一端排出，引入标有刻度的储液瓶中。

（3）常用透析液配方

1）每升内含氯化钠 6 g、氯化钾 0.4 g、硫酸镁 0.3 g、乳酸钙 0.77 g、碳酸氢钠 2 g、葡萄糖 15 g，高血钾的患者可除去氯化钾。

2）由大黄、蒲公英、牡蛎等中药组成中药配方。

3）腹膜透析液也可作为结肠透析液替代。

（4）注意事项

1）结肠透析禁忌证：包括消化道出血、急腹症、严重心血管疾病、颅脑损伤。

2）结直肠解剖与生理：成人直肠长度 10～14 cm，乙状结肠 40 cm，肛管长 3～4 cm，当置管深度不足，灌肠液直接进入直肠后在直肠内聚集到 150～200 mL，将对肠壁产生刺激，出现排便反射，使灌洗液迅速外流，达不到灌肠目的。临床实际操作中，灌肠插管长度宜在 15～25 cm。

（5）老年患者的特殊生理：老年患者肛门括约肌松弛，不能有效自主控制排便，因此老年患者灌肠应采取低压力、慢流速、低液量的灌肠方法。

（6）注意事项：灌肠过程中注意观察病情变化观察灌肠液的温度及流速是否适宜，如出现腹胀或有便意，嘱患者深呼吸放松腹肌。

（7）其他：操作轻柔，暴力置管可致肠穿孔，置管过程中遇见阻力应调整方向，不可强制置管，因乙状结肠的特殊走行，一般盲查方法不能通过乙状结肠。因此，过深置管意义不大，且易造成肠黏膜损伤，甚至穿孔。总之，在操作过程中应根据每个患者的临床表现，采用不同的方法，由少到多，由浅到深，当出现严重不适，及时停止操作；在实践中不断总结经验。

8.老年患者长期留置导尿管的管理

老年护理医院的患者平均年龄较大，往往超过 80 岁，很多是长期卧床或生活不能自理的患者，其中部分患者失能失智、尿潴留、难治性尿失禁或褥疮需要护理等原因，需长期留置导尿管。上海的调查结果显示，长期留置导尿管的比例接近 25%，这是一个非常高的比例。针对这部分长期留置导尿管的患者，特别是在疫情期间，如何更好地对老年患者长期留置导尿管进行管理，是一个重要的课题。

长期留置导尿管，最主要的问题还是引起尿路感染，继而引发各种问题。长期留置导尿管（超过 28～30 天），几乎 100% 发生菌尿。留置导尿管引起的尿路感染，约 90% 为无症状菌尿，仅有 10% 左右为有症状的尿路感染。不推荐常规使用抗菌药物，但高危人群需预防菌血症，有症状的尿路感染应治疗。很多长期留置导尿管的患者都在做膀胱冲洗，其实膀胱冲洗由于更加容易导致患者尿路感染，目前已不推荐。

疫情期间，由于部分老年患者感染新冠病毒，对于导尿管的管理也提出了新的要求。首先，对于新冠阳性的患者，在进行尿管相关操作（如插导尿管、排空尿袋、留取尿样等）时，除了注意无菌原则外，还应做好个人防护，一般采用二级防护，重点做好手卫生，以避免感染或传播新冠病毒。其次，由于长期卧床的老年患者往往营养状态不佳，抵抗力差，再加上感染新冠病毒的打击，如发生尿管堵塞引发有症状尿路感染甚至菌血症，往往发病急、病情重、风险大，因此更应该加强观察，及时发现尿管堵塞等情况，择期更换导尿管，预防有症状感染的发生。最后，由于护工往往采用轮班制，对于危重患者尿量的监测、尿管的护理，需要做好妥善的交接班，建议患者床头放张纸，记录尿量等情况。

老年护理医院的患者管理，除了医生、护士外，还有人数更多的护工队伍扮演了重要的角色，承担了非常多的日常护理工作。因此，针对这种医疗模式，对于医生、护士以及护工，在导尿管管理方面有以下相应的工作建议。

（1）对医生的工作建议：① 保证患者充分的尿量；② 治疗有症状的尿路感染，高危人群需预防菌血症；③ 如发热，建议血培养＋尿培养；④ 定期评估是否能拔除导尿管，减少不必要的长期留置导尿管；⑤ 留置导尿管注意无菌；⑥ 有症状感染、导管破损、导管结壳、引流不畅、污染可能时，及时更换导尿管；⑦ 膀胱冲洗弊大于利，不推荐膀胱冲洗。

（2）对护士的工作建议：① 妥善固定导尿管，避免牵拉，做好标记（留置导尿管日期）；② 采集尿样进行培养前，如尿管留置1周以上，建议更换尿管后再采样；③ 打开集尿袋前后，要用乙醇或聚维酮碘（碘伏）消毒集尿袋出口；④ 断开集尿袋和尿管时，则需更换集尿袋；⑤ 可以使用抗反流集尿袋，只需7天更换一次。

（3）对护工的工作建议：① 让患者适当多饮水，保证尿量充足，每天尿量1 000 mL以上；② 集尿袋低于膀胱水平，不要把集尿袋放在地上；③ 打开集尿袋前后，要用乙醇或聚维酮碘（碘伏）消毒集尿袋出口；排空集尿袋时防止集尿袋的出口接触容器；④ 每天2次清洁尿道口周围区域和导尿管体外段表面，清洁后可用长效抑菌材料喷洒；⑤ 观察尿色、尿量，尿液是否顺畅流出，及时发现尿管堵塞等情况，有特殊情况及时告知医生或护士。

总之，长期留置导尿管的老年患者，需要医生、护士以及护工三方共同管理，其管理目的在于预防有症状尿路感染的出现。

■ 六、医疗问题逐级上报制度

为确保临床工作顺利开展，基于医疗、护理安全的原则，建立医疗、护理工作反应机制，提高工作效率，保证患者安全，特制订本制度。

（一）上报流程

病区医生→病区主任→科主任→医务管理部门。

（二）严格执行本岗位职责

- 发现问题应先向病区主任报告，病区主任酌情处理。
- 病区内解决不了的问题，应由病区主任向科主任或医务管理部门汇报。汇报内容应包括时间、地点、简要经过、问题的初步判断及报告人。
- 医务管理部门或科主任给予解决并将问题及时反馈到病区主任。

医疗问题的上报在于早发现、早上报、及时反馈处理，争取在最短的时间内在协调解决好医疗问题，在每天的医学查房中注意发现患者潜在的一些医疗问题，医生、护士与护工及后勤管理人员查房时多沟通，将可能出现的医疗问题及时上报给各个病区主任，提前做好各种预案和协调好各种医疗资源和设备的调配。

（三）病区医生每天查房需要重点关注需上报的医疗问题

- 病区中危重病患者、抢救患者、卧床患者、Ⅰ级护理、心电监测、胃管鼻饲患者每天及时交班汇报，特别是有病情出现变化的患者及时向上级反馈上报。
- 对于深静脉穿刺的患者每天查房时注意观察穿刺处伤口有无渗血、渗液，管腔有无堵塞、局部有无红肿热痛、有无发热、出现局部及全身感染问题，特别是留置大于 2 周的深静脉，建议定期复查 B 超，注意有无附壁血栓形成，有上述问题出现，及时逐级上报。对于评估后新增需要深静脉穿刺或需要重新置管的患者需要每天及时汇报更新。
- 每天需要上报做血气分析的患者，对于长期高流量和呼吸机维持的患者及气管插管的患者，需要每天至少 1 次血气分析并上报，呼吸机及高流量装置出现问题或者参数需要调整应立即上报，对于新增的呼吸衰竭患者需要高流量装置或呼吸机治疗的也应该立即上报给病区主任。

- 病区中实验室检查结果及辅助检查中有危急值的患者，应该立即上报并及时处理，对于低血糖、低血钾等危急值应该及时处理，对于血肌酐、心肌酶、血色素等危急值升高的问题，应该上报病区主任和医务管理部门后再决定是否需要转院透析或转院手术。
- 需要特殊药物的患者，如白蛋白、限制级抗生素、抗病毒药物等需要特批申请的药物应该及时上报。
- 需要床旁检查的患者，包括胸片、B 超等检查，需要及时上报给病区主任。
- 需要床旁有创操作，如胸、腹水穿刺引流等需要及时上报病区主任。
- 需要气管插管、气管切开的患者，需要及时与病区主任及医务管理部门沟通，做好防护后进行操作。
- 对于失智失能、脑梗后失语、长期卧床的老年患者，建议每天监测血糖、血压、血氧饱和度等生命体征，及时跟家属沟通病情并上报病区主任。
- 病区中出现的不良事件应该立即上报，如患者跌倒后运动受限、患者间有言语肢体冲突等情况应该立即上报，有潜在医疗纠纷或家属难以沟通的及时上报，并应立即采取有效措施，防止损害扩大。

（四）病区主任每天需要上报的问题

- 病区主任需要每天将病区患者的情况及时上报：死亡患者、病危病重患者、卧床患者、Ⅰ级护理、心电监测、胃管鼻饲患者、深静脉穿刺、高流量吸氧、呼吸机使用情况等。
- 对于高流量及呼吸机参数设置，如需请专家会诊的，有会诊意见后及时反馈。新增的需要高流量及呼吸机治疗的患者应该及时上报医务管理部门协调设备。
- 每天需要的有创操作、床旁检查、深静脉穿刺及时上报给医务管理部门。
- 病房中需要特批申请的特殊药物应该及时上报医务管理部门协调。
- 病区中不良事件及时上报给医务管理部门。
- 病区中有潜在医疗纠纷可能或与家属沟通困难的情况及时上报。
- 病区中有病情变化需要转外院进一步治疗的患者需要及时上报医务管理部

门协调。

- 病区中缺少的医疗设备、医疗资源、护工、康复师等情况需要上报给医务管理部门协调解决。

（五）医务管理部门需要协调的医疗问题

- 需要协调病区间的医疗设备、医疗资源等，并及时向病区医生及病区主任反馈。

- 病区需要的有创操作、床旁检查、深静脉穿刺及时安排相关专家进行会诊。

- 特批申请的药物及时和药房协调。

- 对于需要转外院进一步治疗的患者需要及时向上级部门报备，并做好转运的准备。

- 对于外院转回患者积极做好缓冲病房的人员配置和准备，并及时告知病区主任。

■ 七、医务人员职业暴露及处置流程

各个病区在封闭管理运行下，难免会遇到医务人员（包括医生、护士、护工以及后勤工作人员）职业暴露这一常见问题，发生职业暴露后，应该立即上报相关责任人，并且及时采取相应的措施预防和避免感染，详见图 4-10。

职业暴露一般分为以下 3 种。

（1）第一种为常见的各种锐器伤：包括各种被污染过的注射器针头、缝合针、穿刺针、手术刀、剪刀等利器造成皮肤组织破损及出血。

（2）第二种是体液暴露：包括具有传染性患者的血液、尿液、粪便、胸水、腹水、泪液等体液直接或间接污染了受破损的皮肤及黏膜，特别是未戴护目镜或面屏进行有创操作时，体液容易直接喷溅到眼结膜等地方造成感染。

（3）第三种是呼吸道暴露：包括无呼吸道防护措施或防护措施损坏时，如口罩佩戴不规范或使用不符合防护要求的口罩，与新冠确诊患者密切接触、被新冠病毒污染的手接触口鼻等；特别注意的是：在进行气管插管、气管切开等有创操作时，医护人员应该使用三级防护装备，呼吸道喷溅出来的大量气溶胶容易造成呼吸道暴露。

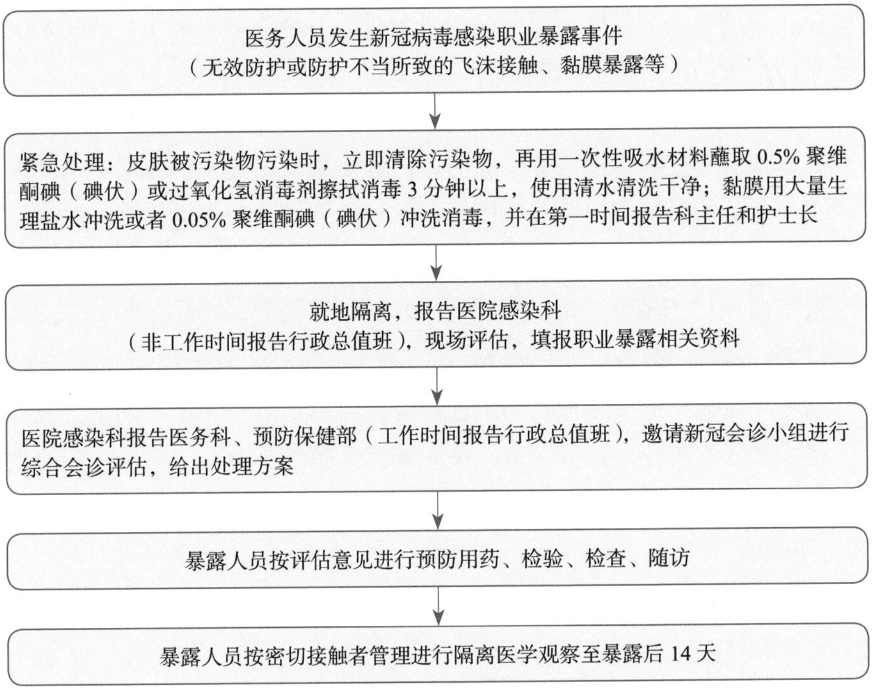

图 4-10　医务人员职业暴露及处置流程

（一）职业暴露的处置

1. 锐器伤

- 对于皮肤上的针刺伤及出血可依靠重力作用尽可能使损伤皮肤处的血液流出，用肥皂水和自来水进行冲洗，注意禁止对伤口出血部位进行局部挤压。
- 受伤部位伤口冲洗后，应当充分消毒，如 75% 的乙醇或 0.5% 聚维酮碘（碘伏）进行消毒。
- 消毒后应该及时离开污染区，进入脱卸区及时按程序脱下防护装备后转清洁区进一步处理并再次消毒，再重新穿戴全新防护用品后进入污染区工作。

2. 体液暴露

- 用生理盐水或流动水反复冲洗污染的黏膜，直至冲洗干净，注意水压不宜过大，手部不能挤压、接触黏膜组织。
- 眼部不慎职业暴露后，应该按照程序迅速按脱卸所有防护用品后返回清洁区，流动水下清洗脸部皮肤至少 1 分钟，有条件时可沐浴，再重新穿戴全新防护用品后进入污染区工作。

3. 呼吸道暴露

- 医务人员发生呼吸道职业暴露时，应即刻采取措施保护呼吸道，规范实施手卫生后的手捂住口罩或立即外加一层口罩等，按规定离开污染区，做好交接后立即前往脱卸区按规范脱卸防护用品。

- 根据情况可用清水、0.1% 过氧化氢溶液、聚维酮碘（碘伏）等清洁消毒口腔和鼻腔，佩戴口罩后离开。

- 如呼吸道暴露中接触患者为阳性患者，疾病预防控制中心确定为高风险暴露，暴露者按密接人员管理，按照疾病预防控制中心要求进行隔离医学观察，并定期做核酸检测。

（二）报告

- 发生职业暴露后报告有关部门负责人（医生向医务管理部门报告，护士或工勤人员向护士长或护理部报告）。

- 填写相关登记表，报备相关部门，如需要隔离的医护人员做好备案，及时通知调整病房排班，部门负责人签字后移交主管部门进行隔离。

（三）评估与预防

相关主管部门接到报告后应尽快评估职业暴露情况，并尽可能在 24 小时内采取预防措施避免感染。医务管理部门应尽快联合医院感染科对职业暴露人员进行风险评估，包括确认是否离开病区、预防用药、心理疏导等。

1. 针刺伤职业暴露

- 对于针刺伤职业暴露的医务人员应当立即检查患者是否有新冠核酸、HBsAg、抗-HBs、ALT、抗-HCV、抗-HIV、TPHA 等检查报告单，并及时告知暴露人员是否有异常检测结果。

- 若患者上述检测结果未知或未进行相关检测，主管医生应立即给患者开具这些项目的检查单并及时抽血送检。

2. HBsAg（＋）

- 医务人员抗-HBs ＜ 10 mU/mL 或抗-HBs 水平不详，应立即注射 HBIG 200～400 U，并同时在不同部位接种一针乙型肝炎疫苗（20 μg），于 1 个月和 6 个月后分别接种第二针和第三针乙型肝炎疫苗（各 20 μg）。

- 医务人员抗-HBs ≥ 10 mU/mL 者，可不进行特殊处理。
- 暴露后 3 个月、6 个月应检查 HBsAg、抗-HBs、ALT。

3. 抗-HCV（+）

发生职业暴露的医务人员抗-HCV（-），暴露后 3 个月、6 个月应检查抗-HCV、ALT，并根据复查结果进行相应抗病毒治疗。

4. 抗-HIV（+）

应立即向分管院长及当地疾病预防控制中心报告。由疾病预防控制中心进行评估与防护指导，根据暴露级别和暴露源病毒载量水平决定是否实施预防性抗病毒用药方案。暴露后 1 个月、2 个月、3 个月、6 个月应检查抗 HIV（详见第八节 HIV 检测样本送检流程）。

5. TPHA（+）

- 推荐方案：苄星青霉素，24 万 U，单次肌内注射。
- 青霉素过敏：多西环素（强力霉素）100 mg，2 次 / 天，连用 14 天；或四环素 500 mg，4 次 / 天，口服，连用 14 天；头孢曲松最佳剂量和疗程尚未确定，推荐 1 g/d，肌内注射，连用 8～10 天。

（四）随访和咨询

- 主管部门负责督促职业暴露当事人按时进行疫苗接种和化验检查，并负责追踪确认实验室检查结果和服用相关药物，配合医生进行定期监测随访。
- 在处理过程中，主管部门应为职业暴露当事人提供咨询，必要时请心理医生帮助减轻其紧张恐慌心理，稳定情绪，避免不必要的焦虑。
- 医务管理部门和有关知情人员应为职业暴露当事人严格保密，不得向无关人员泄露职业暴露当事人的情况，保护职业暴露人员个人隐私。

八、HIV 检测样本送检流程

艾滋病（acquired immunodeficiency syndrome, AIDS）是一种危害性极大的传染病，由感染人类免疫缺陷病毒（human immunodeficiency virus, HIV）引起，HIV 是一种能攻击人体免疫系统的病毒。它把人体免疫系统中最重要的 T 淋巴细胞作为主要攻击目标，大量破坏该细胞，使人体丧失免疫功能。因此，人体易于感染各种疾病，并发生恶性肿瘤，病死率较高。HIV 在人体内的潜伏期平均为 8～9 年，在艾滋病病毒潜伏期内，可以没有任何症状地生活和工作多年。住院患者 HIV 抗体不是必查项目，如果在临床中患者出现无法用其他疾病解释的免疫功能下降的表现，或者医生判断属于 HIV 感染的高危人群，需要做 HIV 抗体的检查。HIV 检测标本送检流程如下（图 4-11）。

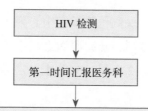

第一时间汇报医务科

病房医生填写患者信息表，复印身份证正反面，护士采集患者静脉血 2 管（EDTA 抗凝管，即紫管或透黄管，每管至少 5 mL），将标本装入专用标本转运箱，岗位人员负责转运箱标本外送，标本运送前外部喷洒乙醇消毒，拟送医务科指定医疗机构。新冠病毒流行期间，采血者需二级防护，标本转运人员个人防护要求：N95 口罩、隔离衣、一次性帽子、手套、面屏或护目镜。相应医疗机构出 HIV 检测初步报告，通过邮件发送给预防保健科，如 HIV 阳性需复核，按照上述流程重新采集静脉血 2 管，要求同上。送 CDC 复检

7～10 天后 CDC 出 HIV 检测报告（每周一或周二 16∶00 前出报告）通过邮件发送给预防保健科

预防保健科接收到

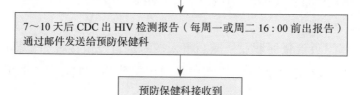

阳性患者
• 填写纸质版传报卡并按 HIV 性病上报制度流程上报国家疫情网
• 打印纸质版 CDC 检测报告交给医务科，由医务科留档保存
• 医务科打电话通知相关科室
• 科室管床医生通知患者并告知其性伴侣来院排查

阴性患者
• 打印纸质版 CDC 检测报告交给医务科，由医务科留档保存
• 医务科打电话通知相关科室
• 科室管床医生通知患者

不确定患者
• 打印纸质版 CDC 检测报告交给医务科，由医务科留档保存
• 医务科打电话通知相关科室
• 科室管床医生通知患者 1 月后复查

图 4-11　HIV 检测样本送检流程
EDTA，乙二胺四乙酸；CDC，疾病预防控制中心

九、外出行影像学和功能检查的医院感染防控要求

（一）病区新冠病毒阳性患者，外出行 CT 检查

- 患者戴 N95 口罩由专用负压转运车转运至 CT 室，沿途用含氯消毒液（浓度 500 mg/L）喷洒消毒。
- 转运人员和医务人员按照二级防护要求穿戴，包括 N95 口罩、防护服、一次性帽子、手套、面屏或护目镜。
- CT 室工作技术员，将检查区域内无关物资妥善转运，CT 室外门口设置一脱、二脱区域。CT 室按照要求严格设置三区两通道，包括污染区、半污染区、清洁区、患者通道、医务人员通道。检查过程中至少两名技师相互配合，一名技师穿戴二级防护要求后接待患者，并且告知患者检查中的注意事项，配合的要求等，如需增强 CT 将造影剂连接患者静脉留置针。准备完毕后该名技师在污染区待命，另外一名技师穿戴一级防护后在操作室完成 CT 检查。
- 检查完毕后穿戴二级防护要求的技师协助病区医护，将患者送出 CT 室。转运人员用专用负压转运车将患者按原路转运回病房。沿途用含氯消毒液（浓度 500 mg/L）喷洒消毒。
- 穿戴二级防护要求的技师整理 CT 室，如有医疗垃圾按照新冠病毒感染防治要求收纳后，打开紫外线灯消毒机房 1 小时以上。按照防护要求在一脱区、二脱区依次规范脱下防护设备。
- 另外一名技师通知保洁员待命，待紫外线消毒结束后，保洁员做好二级防护后到 CT 室做终末消毒处理。

（二）病区新冠病毒阳性患者，行超声及其他功能检查

1. 床旁超声检查流程

- 超声科医生及病房医务人员按照二级防护要求穿戴，包括 N95 口罩、防护服、一次性帽子、手套、面屏或护目镜。
- 检查患者时须使用探头保护套包裹隔离超声探头，检查结束后必须立即用消毒湿巾全面清洁机器和探头（含探头连接线），必要时使用 75% 乙醇擦拭（除外显示器和探头表面涂层）。使用须做到一人一消毒。

2. 转运至超声检查室检查流程

- 患者由专用负压转运车转运至超声检查室，沿途用含氯消毒液（浓度 500 mg/L）喷洒消毒。
- 转运人员和医务人员按照二级防护要求穿戴，包括 N95 口罩、防护服、一次性帽子、手套、面屏或护目镜。
- 超声室工作技术员，将检查区域内无关物资妥善转运，超声科室外门口设置一脱、二脱区域。超声科按照要求严格设置三区两通道，包括污染区、半污染区、清洁区、患者通道、医务人员通道。一名技师穿戴二级防护要求后接待患者，并且告知患者检查中的注意事项，配合的要求等，检查患者时须使用探头保护套包裹隔离超声探头。
- 检查完毕后穿戴二级防护要求的技师协助病区医护，将患者送出超声检查室。转运人员用专用负压转运车将患者按原路转运回病房。沿途用含氯消毒液（浓度 500 mg/L）喷洒消毒。
- 检查结束后穿戴二级防护要求的技师必须立即用消毒湿巾全面清洁机器和探头（含探头连接线），必要时使用 75% 乙醇擦拭（除外显示器和探头表面涂层）。使用须做到一人一消毒。将探头套等一次性医疗垃圾按照新冠病毒感染防治要求收纳后，打开紫外线灯消毒机房 1 小时。按照防护要求在一脱区、二脱区依次规范脱下防护设备。
- 待紫外线消毒结束后，保洁员做好二级防护后到超声检查室做终末消毒处理。

十、闭环管理期间死亡患者处理流程

（一）新冠核酸阴性

针对闭环管理期间新冠核酸阴性的死亡患者的一般处理流程如下。

1. 尸体处理

患者死亡后，使用含氯消毒水（500 mg/L）浸泡的棉球或 75% 乙醇棉球填塞患者耳、鼻、口、肛门及各种瘘口，将尸体装入不透水的密封的双层尸体袋内包裹。

2. 证明

医生开具居民死亡证明书，在死亡网络直报系统填写该患者的死亡证明书，主班或夜班护士填写尸体识别卡、尸体领出证。

3. 转运

病区联系相关工作人员将死者遗体转入院内太平间并做好登记工作。

4. 上传

由医务管理部门牵头组建的后事专班小组工作人员，联系死者家属并发送死者照片或视频确认死者身份，沟通家属授权委托医院办理死者遗体火化事宜，并和家属发视频确认死者身份。后将死亡医学证明书、患者身份证、家属身份证、家庭住址和联系电话号码、家属手写委托书、院方委托书、患者 48 小时核酸阴性报告，家属确认死者身份的沟通记录凭证，一同拍照上传至殡仪馆。

5. 通知

殡仪馆收到上传资料后，电话通知院方转运遗体的具体时间。

6. 交接

殡仪馆工作人员到达后，收取上传的纸质版材料，院方代表签字完成殡殓业务委托，并电话告知家属遗体已转运至殡仪馆。

7. 消毒

遗体离开后按医院感染防控要求完成环境的消毒处理。

8. 后续

家属解封后凭委托书和身份证去殡仪馆领取骨灰和死亡证明。

（二）新冠核酸阳性

针对闭环管理期间新冠核酸阳性的死亡患者的一般处理流程如下。

1. 尸体处理方法

用含有效氯（溴）3 000～5 000 mg/L 的含氯（溴）消毒液或 0.5% 过氧乙酸溶液棉球或纱布填塞患者口、鼻、耳、肛门、气管切开处等所有开放通道或创口。用浸湿如上消毒液的双层布单包裹尸体，装入防渗透的双层尸体袋中，每层密封袋外喷洒 10 000 mg/L 含氯的消毒剂，并贴上高感染风险标签。

2. 证明

医生开具居民死亡证明书，在死亡网络直报系统填写该患者的死亡证明书，主班或夜班护士填写尸体识别卡、尸体领出证。

3. 转运

病区联系相关工作人员将尸体转入院内太平间（阳性患者专用），并做好登记工作。工作人员进行二级防护：圆帽、医用防护口罩、面屏／护目镜、防护服、双层手套、靴套（可加鞋套），按照规范流程在病区进口穿衣帐篷穿防护用品，在病区的脱卸集装箱进行脱卸，规范手卫生。尸体转运结束，尸体转运车辆使用 1 000 mg/L 有效氯消毒液消毒，30 分钟后使用消毒湿巾擦拭。

4. 上传

由医务管理部门牵头组建的后事专班小组工作人员，联系死者家属并发送死者照片或视频确认死者身份，沟通家属授权委托医院办理死者遗体火化事宜，并和家属发视频确认死者身份。后将死亡医学证明书、患者身份证、家属身份证、家庭住址和联系电话号码、家属手写委托书、院方委托书、家属确认死者身份的沟通记录凭证，一同拍照上传至殡仪馆。

5. 通知

殡仪馆收到上传资料后，电话通知院方转运遗体的具体时间。

6. 交接

殡仪馆工作人员到达后，收取上传的纸质版材料，院方代表签字完成殡殓业务委托，并电话告知家属遗体已转运至殡仪馆。

7. 消毒

遗体离开后按医院感染防控要求完成环境的消毒处理。

8. 后续

解封后家属凭委托书和身份证去殡仪馆领取骨灰和死亡证明。

十一、住院患者输血流程

关于老年护理医院住院患者的输血流程如下。

- 医生下达医嘱，填写输血申请单、用血通知书、血制品领取单，上报医务管理部门审批，医务管理部门与挂靠医院联系备血。
- 护士接到输血医嘱后，由两人认真核对医嘱并在医嘱单上签名；核对医生已填好的输血申请单正／副联、用血通知书、血制品领取单，将填写正确、完整的输血申请单副联标签分别粘贴于已备好的两个紫色的配血管上，另备一个试管做血型鉴定。同时查看输血告知及向医生了解输血前各类相关指标是否检测。

- 两名护士携带用物去采血，共同到床旁核对患者病室、床号、姓名、性别、年龄、住院号、诊断，做到"检查单""试管""患者"三者无误后方可采血，采血后两名护士签全名。
- 抽完血，两人再次核对后，将血标本送到检验科做血型鉴定。
- 血型鉴定正确无误后，将患者血型通知患者和家属，并将血型鉴定单粘贴在检验报告粘贴纸上。
- 护士携带输血申请单、用血通知书、血制品领取单，血标本、挂靠医院用血登记本及保温箱，同司机、家属一同去挂靠医院取血。
- 到挂靠医院血库，与血库人员核对患者姓名、性别、条码编号等信息，无误后等待血库人员交叉配血。完成配血后，由血库人员列出收费清单，家属去收费处结账。
- 护士与血库人员核对患者的相关信息及血液的有效期、血液质量、血袋有无破损等，无误后将血源放置保温箱内。领用血源后运输途中注意避免震荡，保证安全。
- 取回的血源送至检验科进行登记、入库，再由护士取回病房，为患者输血。
- 输血时由两名护士正确执行"三查""十一对"核对后再执行输血，并按病情调节滴速，输血过程中先慢后快，开始时每分钟 20 滴，观察 10～15 分钟后成人一般 40～60 滴 / 分。输血期间护士应加强巡视，严密观察患者病情和有无输血不良反应，一旦出现发热、皮肤瘙痒等不适主诉时，立即通知医生，减慢或停止输血，用生理盐水保持静脉通道，用冰箱保留余血，以备检查分析原因，对症治疗和护理。
- 输血完毕，护士应及时收回输血袋并记录于专用记录本上，输血针头剪掉放置利器盒内，输血器和回收的血袋应置于感染性废弃袋中，贴好标签（标明医院名称、科室、姓名、性别、年龄、床号、住院号）送回检验科，保存 24 小时后送回挂靠医院血库。

■ 十二、会诊制度

合理会诊是充分利用各学科专家的资源，集中力量解决疑难、危重病例诊疗问题的有效方法，既能提高医疗水平、保障医疗安全、保护患者的利益，也可提高患者的满意度，减少医疗纠纷隐患。

（一）急会诊

凡生命体征不稳定、危及患者生命或突发事件涉及其他学科，本专业学科处理有困难可申请急会诊。慢性病或择期手术病种，不得申请急会诊。应邀会诊科室当天的二线值班医师应在接到电话通知后 10 分钟之内到场，不得以任何形式、理由延迟或拒绝。

急会诊时请求会诊的医师应陪同并详细介绍病情，在病程录上做好会诊记录并签字。应邀会诊医师应在会诊单上详细记录会诊意见，对尚未处理完毕或重危患者应负责随诊及交班。

（二）科间普通会诊

凡跨学科的疑难病例或本科室诊断处理有困难者，应及时申请相关科室会诊，不得延误病情治疗。科间普通会诊由申请科室主诊组的主治医师提出、按要求详细填写电子会诊单，写明病情及会诊目的和要求，经该主诊组组长（副高级职称以上）审核同意后发送会诊科室（非工作时间，由二线值班医师提出，经三线值班医师审核同意方可申请）。

应邀会诊科室收到电子"会诊申请单"信息后，由科室指派高年资主治医师，于 24 小时内（节假日在 48 小时）到达申请科室会诊（以会诊单记录时间为准）。应邀会诊医师应在电子会诊单上及时记录会诊意见、会诊时间，打印并签全名。

■ 十三、住院患者院际转院（会诊）流程

养老院住院患者符合下列条件的可以办理转院（会诊）手续。

- 本院治疗不能满足，需要到专科医院进行治疗。如内科患者需要骨科手术等。
- 住院期间突发其他急性疾病，如突发脑梗死、心肌梗死等，需转到其他综合医院继续治疗。
- 患者患有本院不能提供医疗条件的病种，如精神类疾病、某些特定传染病等。

住院患者院际转院（会诊）流程如下（图 4-12）。

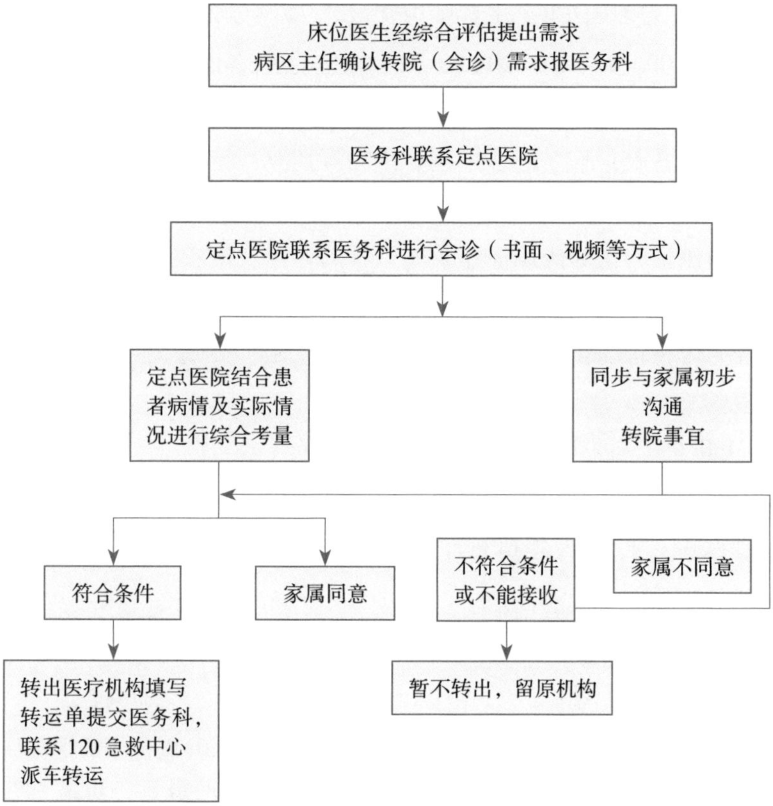

图 4-12　住院患者院际转院（会诊）流程

第三节　护　理

一、护士岗位职责

（一）病区护士长岗位职责

- 带领护理人员按时上下班。
- 保证安全，备好充足防护物资。
- 做好病区分区工作安排，检查工作人员防护服是否穿戴合格，并在防护服上规范做好标识。

- 组织病区交接班，重点患者床边交接。
- 每天 08：00、14：00、20：00、2：00 上报患者的总数、护理等级分类人数、确诊患者信息及生命体征、转入人数、抢救人数、死亡人数等。
- 检查患者基础护理、心理护理、治疗等情况。定时护理查房，关注重点患者，包括病情和心理情绪异常患者。
- 做好与医生的沟通协调工作，如患者的转运及抢救等。
- 协助护工管理。
- 做好病区护理安全管理，及时发现用电、用水等安全隐患，预防不良事件发生。

（二）主班护士岗位职责

- 新入院患者信息登记，指导患者扫二维码信息录入，办理入院。
- 处理医嘱，打印护理执行单，与责任护士核对药品，下班前再次核对医嘱。
- 填写交班报告。
- 协助责任护士工作。

（三）责任护士岗位职责

- 集体交班：掌握出院患者、危重患者、Ⅱ级护理患者、防跌／防坠患者、特殊用药患者、生活不能自理患者、诊断不明和情绪有问题患者、有病情变化的患者、特殊检查患者的情况，了解患者的动态变化及上一班未完成的任务。
- 床边交班：查看本组危重患者生命体征；皮肤完整性；补液；基础护理完成情况；各种导管固定，引流情况；患者的安全措施；患者在院情况。
- 整理床单位：危重患者每日更换床单位，床单位被污染，及时更换。
- 主班负责审核医嘱，提交医嘱，每日 14：00 测体温。腋温＞37℃的患者每日测四次体温 6：00、10：00、14：00、18：00，直至正常一天；腋温＞38.5℃，每 4 小时测一次，直至体温正常一天。
- 责任组对患者进行全方位的基础护理（BID），保持患者床单的平整干净，皮肤的干净完整，各种导管及气管切开的清洁和妥善固定，卧位的舒适，各仪器的清洁和完好整齐，保持病房的整洁安静。早班完成本组患者的口腔护理、导尿管护理、胃管内注入药物、鼻饲、压疮护理、胃管鼻贴的更换等，并做好健康宣教，于补液开始前完成。

- 责任组遵医嘱完善各项治疗，了解患者病情，合理安排口服药，实施输注上午补液及静脉推针，执行正确的医嘱方案（长期医嘱及临时医嘱）。
- 按 6：00、11：00、16：00、20：00 注射胰岛素。
- 负责书写本组的护理书写。对患者进行各项安全措施的评估及在护理安全监控汇总单予以记录，并予以置入各种防护标牌。做好患者腕带的使用告知，并保持腕带的清洁，字迹清晰。
- 核对并发放口服药。
- 协助开饭，将饭菜送至患者床边。
- 12：00 拉窗帘，协助患者午睡。
- 核对口服药，摆放次日 8：00、12：00 口服药，发放 16：00、20：00 口服药，及时发放临时口服药。
- 晚间护理：整理床单位、口腔护理、导尿管护理等。
- 登记护理监测单的登记：BP、P、BG。
- 认真仔细书写交班，责任班与中夜班共同交接、做好床边交接。

（四）采样护士岗位职责

- 通知需要采核酸人员有序到指定采样点等候。
- 鼻咽拭子采样，一人一手消、严格执行三查七对，做好严密防护。
- 正确收集鼻咽拭子标本送出送检。
- 与接收标本的人员进行交接及查对工作。

（五）感染防控护士工作职责

- 督促检查本科室医院感染管理规章制度、消毒隔离及无菌操作的执行情况，严把质量关，预防因护理措施不当造成的医院感染。
- 进入污染区前检查同班人员防护完好，保证防护完全。
- 工作期间查看同班医务人员手卫生、防护情况。
- 每班工作结束，脱卸防护用品时进行脱卸流程的监督工作。
- 配合病区主任做好健康监测及采样工作并有记录。
- 指导工勤正确医废处置、织物收集，并按照统一时间密闭运到一楼污物电梯旁垃圾箱内。
- 严格执行交接班制度。

（六）助理护士工作职责

1. 早班职责（7：00～13：00）

- 在护士长的指导下认真完成日常工作。
- 7：00 根据医嘱普测患者血压，并做好登记。
- 8：00 参与晨交班、床头交接班，协助并督促护工翻身、拍背。
- 巡视病房，协助护士更换补液。
- 10：00 测量体温并登记、协助并督促护工翻身、拍背。
- 11：00 巡视病房，协助护士更换补液。
- 12：00 督查护工喂饭、喂药，协助并督促护工翻身、拍背。
- 13：00 交班。

2. 中班职责（13：00～19：00）

- 13：00 普测体温、血氧饱和度并登记，根据医嘱测患者血糖。
- 14：00 协助并督促护工翻身、拍背。
- 15：00 巡视病房，完成护理工作的前提下根据患者需求适当开展康复、理疗工作。
- 16：00 登记日班用氧记录单，协助并督促护工翻身、拍背。
- 17：00 督查护工喂饭、喂药。
- 18：00 测量体温、BID 血压并登记，协助并督促护工翻身、拍背。
- 19：00 交班。

二、病区护理文书管理

- Ⅰ级病危患者每小时测量生命体征 1 次。
- Ⅰ级病重患者每 2 小时测量生命体征 1 次。
- Ⅰ级护理患者根据医嘱测量生命体征，记录于护理记录单，有病情变化随时记录。
- Ⅰ级护理患者由护士长或高年资护士每周一、四审核。
- Ⅱ级护理患者每天 1 次测量生命体征（14：00，由 8～14 班完成），并记录于体温单，有病情变化随时记录于护理记录单上。
- Ⅱ级护理患者由护士长或高年资护士每周一审核。

三、护工管理制度

（一）岗前培训内容

- 新冠相关知识培训（病因、传染病分类、传染源、主要传播途径）。
- 防护服正确穿脱意义（切断传播途径）。
- 发生防护用具缺失后如何紧急补救、上报、评估后按要求执行。
- 相关十大症状及特殊情况上报处理。
- 护工工作具体内容（基础护理如鼻饲、喂饭、翻身拍背、擦身等）。
- 工作具体时间、交接班内容、劳动纪律。
- 突发事件应急处理。
- 护理安全认知培训。
- 医院感染防控培训、合格者安排进入病区进行闭环管理。

（二）岗位要求

- 在病区护士长及感染防控护士领导下，完成病区内所有护工工作。
- 上岗前做好心理准备，做好防护进入病区。防护要求：帽子、医用 N95 口罩、鞋套、防护服、靴套、护目镜或面屏、双层手套。
- 严格执行防护用品穿脱区域及穿脱流程，工作期间严禁在病区内喝水进食如厕，全力保证负责工作有序高效进行。
- 在护理部总体指挥下，结合病区实际情况以不违反抗疫原则为前提，病区负责人可适当统筹具体工作并负责监督把控。

（三）工作内容

- 晨起完成擦身 1 次 / 天，协助洗漱、进餐、服药、鼻饲等工作。
- 保持床单位清洁干燥，定时翻身、拍背、确保皮肤完好，防止发生压疮。
- 听从医护人员指导完成措施落实确保患者安全不发生意外。
- 按照要求及指导做好病房内消杀工作。
- 协助完成临时指派工作。

（四）劳动纪律及处罚要求

- 严格遵守、服从管理部门安排，不遵守规定者按照劳动法予以辞退处理。
- 每班次上岗需到病区护士站签到，签到作为考核指标之一。
- 严格做好交接班工作，交接内容包括：患者进食情况、治疗、皮肤、导管等。

- 必须服从病区督导员的防护指导，不予以改正者与考核挂钩。
- 不以任何借口致防护措施缺失，未按要求执行者与考核挂钩。
- 严格执行请假审批制度（护士长负责制），如确实有原因护士长同意，病区护工组长临时调配，安排好病区老人的照护。如擅自脱岗罚款。
- 严格执行上班医院—下班休息地。不允许串门与面对面聊天。

（五）薪资待遇及住宿

- 工资待遇计算方式：每岗护工负责护理患者4～8人，4人为底数：护理大于4人时，每增加1人，薪水在基础上增加对应比例，直至8人为封顶线。
- 老护工归院回到方舱隔离单人单间，闭环管理工作期间住宿为2人/间上下铺，居住期间严格遵守方舱管理要求。
- 工作模式全部实行6小时轮班制，双人配对组合照顾患者，严格执行。
- 个人生活用品给予基础保障。

（六）护工护理患者四项安全制度

- 护工喂饭时携带消毒湿巾，患者发生喷溅时用湿巾擦拭。
- 护工喂饭时不要太靠近，患者发生呛咳时，护工尽可能仰头避开。
- 进入病区的护工，要听从护士长安排，不能自行外出，除非下班时间。
- 垃圾达2/3及时清理不能按压，鹅颈结扎口，放在指定垃圾收集点，不要乱堆乱放，医废固定时间收集。

四、护工快速入门知识

（一）岗位职责

- 病房床头柜、床架、物体表面进行消毒擦拭（消毒湿巾），每日3次。
- 开窗通风，每日3次，按要求加强病房消毒。
- 每日整理床单位，一周更换一次被服，遇污染随时更换。
- 每日为患者洗脸、刷牙、漱口、洗脚、擦身，每周帮助患者洗澡，保持全身皮肤清洁、干燥。
- 每次便后予以及时清洗干净，动作轻柔。

- 经常修剪指甲、理发、刮胡子。
- 按时、按要求协助患者服药、吃饭、饮水。
- 患者的一切生活用品要清洁，及时清除排泄物、呕吐物。
- 协助医护人员完成治疗，陪同患者进行特殊检查，体能锻炼。
- 预防压疮，每日 2 小时翻身拍背，做好体位管理。

（二）安全护理

- 防反流：给患者喂饭、喂药、注入流质时，应抬高床头 30° 或采取半坐卧位，动作要轻柔，食物温度适宜，少量多次，防止烫伤和呛入气管。
- 防跌倒：老人走路时有人搀扶，穿防滑拖鞋，不宜穿过长的裤子，保持地面清洁干燥。
- 防烫伤：洗澡时，先调节水温，观察水温变化，防止患者烫伤、滑倒和摔伤。禁止使用电器、打火机、热水袋、电热毯等。
- 防压疮：做好七勤、两小时翻身，垫软枕、为患者穿脱衣服、翻身、放入便器时动作轻柔，防止拖、拉、拽而导致患者皮肤擦伤或骨折。
- 防坠床：患者睡觉时要及时放置双侧防护栏，有烦躁者使用约束带，防止患者摔伤，同时要注意观察患者，发现异常情况及时报告医生和护士。
- 防走失：对神志欠清、生活不能自理、坐轮椅的患者，要系好安全带，不要让患者独处，责任护工有事外出，要交代其他护工照顾。
- 防火灾：不许使用打火机及电器，注意微波炉的正确使用。
- 利器管理：患者抽屉不许放任何可以刺伤到患者的物品，放在专门保存地点。
- 约束带的使用：患者如需使用约束带，必须告知护士得到家属同意并签字才可以使用，每 2 小时放松一次，每次放松 15 分钟，并观察周围皮肤颜色及血运情况。

（三）新护工健康宣教

1. 鼻饲的护理

（1）鼻饲前：翻身、拍背、吸痰、清理呼吸道、床头抬高 30°。

（2）鼻饲中：① 抽取胃液，检查胃管是否在胃内；② 鼻饲温度 38～40℃，用手背试温，以不烫手为宜；③ 进食前后要打水，每次量不超过 200 mL，间隔大于 2 小时；④ 鼻饲液应缓慢注入，如果出现呕吐应头偏向一侧，停止鼻饲，清理呼吸道，防止误吸；⑤ 鼻饲结束后要枕边固定，别针开口向外；⑥ 需鼻饲药物先碾碎，溶解后再灌注。

（3）鼻饲后：30 分钟（半小时）后摇下床头，避免翻动。

2. 尿管患者的护理

做好会阴清洁工作，保持尿道口的清洁，每周一、四更换集尿袋，尿袋放置的位置要低于耻骨联合，防止尿液反流导致尿路感染。保持导管通畅、清洁，正确固定导尿管，连接处无扭曲。正常尿液颜色为淡黄色 / 啤酒色，颜色异常及时报告医生。引流袋尿液应及时倒掉（不超过 400 mL）。在给患者翻身前应松开导管固定处，再翻身。然后再固定导管。胃管固定方位要与体位一致。

3. 轮椅的使用

先和患者做好沟通、解释工作，检查轮椅功能（包括轮胎、刹车功能、脚踏板、坐垫及安全带）。将轮椅靠近患者身体健侧，轮椅与床呈 30°～45°，固定轮椅，帮助患者坐在床沿上，嘱患者手臂扶护工肩上或两手在护工颈后交叉相握，护工的右腿伸到患者两腿间，抵住患者侧膝部，两手臂环抱患者腰部或提起腰带，夹紧，两人身体靠近，患者身体前倾于护工肩部，护工以自己的身体为轴转动顺势将患者稳妥地移到轮椅上。推患者出去时，一定要系牢安全带，必要时用毛毯盖住身体。下坡时，一定要反向顺势倒推患者；静止时，一定要刹车刹住；独坐时，旁边要有护工陪伴。

4. 平车的使用

使用前检查平车功能，清洁平车。挪动时，将平车推至与床平行，并紧靠床边，固定平车，将被子平铺于床上，协助患者移动到平车上，拉起护栏，注意安全和保暖。患者头部置于平车的大轮端，运送过程中，注意观察患者面部情况有无异常。推车时小轮在前，速度缓慢，上下坡时应该将患者头部处于高处一端。有导管的患者一定要妥善固定。

5. 预防跌倒要点

老年人起床时做到 3 个 30 秒，即醒后 30 秒再起床，起床 30 秒再站立，站立 30 秒后再行走。尤其是服用高血压药物或体位性低血压患者。

穿防滑、合适的鞋子，衣裤避免过长、过大。外出应有护工陪护，避免去湿滑的地方。年老体质虚弱者尽量使用坐便器。万一发生跌倒了，立即按呼叫铃呼叫医护人员。不要急于搬动患者，判断有无出血、疼痛及骨折。进一步协助医护人员救治、移动或搬运。

6. 预防食物反流要点

老年人的进食应视情况而定，酌情协助患者进食，必要时将食物打碎呈半流质再喂食。避免一切危险食物，如大块土豆、糯食等。

一旦发生噎食立即采取的措施（海姆立克急救法）：

（1）神志清醒的患者，取站立位，低头张口，护工从身后双手臂环绕患者腰部，一手握拳，拳心向内按压于患者胸廓下和脐上的腹部，另一只手在拳头之上，双手快速用力向里、向上挤压腹部，反复挤压直至异物排出为止。

（2）意识不清的患者，取侧卧位，先取出口中食物，再双手交叠放在患者腋下肋部进行快速挤压，一般情况下食物即可吐出。也可直接用吸引器对准喉部进行负压吸引急救。

■ **五、病区护工管理办法**

为进一步加强病区内护工管理，恢复老年护理医院正常管理秩序，明确护工医院感染管理安全措施，作出如下规定。

（一）标识管理（病区内人员标识粘贴）

通过可视化的标识，准确识别病区内护工类型，以防止因护工识别不清、护工不受管控导致交叉感染。

1. 标识类型

（1）人员标识

- 红色标识：核酸阳性患者护工。
- 黄色标识：消杀人员及医疗废物清运人员。
- 蓝色标识：核酸阴性患者护工。
- 红袖章"监督"：护工督导员。

（2）地面标识

- 红色一米线：阳性患者房间门外地面张贴红色一米线，提示病房内患者有阳性患者。
- 蓝色一米线：阴性患者房间门外地面张贴蓝色一米线，提示病房内患者均为阴性患者。

2. 标识人员管控方案

- 原则上蓝色标识、红色标识护工不可同时护理同一病房患者。
- 红色标识护工在病区内活动应受限，不可随意跑出病房、串门等行为。
- 红色、蓝色标识护工下班后，生活中也需相对分开。
- 护工标识张贴由护工督导员、病区护士执行。

（二）护工执行清洁、消毒措施

为了保证病区内空气及环境物表的安全，建议使用空气消毒机和过氧化氢消毒湿巾。

- 空气消毒机的使用范围：医务人员办公区及休息区。病室无阳性病例的房间。
- 过氧化氢消毒湿巾的使用：适用于病区环境物体表面；少量（5 mL）污染物、吐泻物、少量血迹的覆盖擦拭。

（三）护工培训

1. 个人防护培训

护工上岗前必须经过医院感染科进行感染防控知识培训（二级防护穿脱、医院感染防控意识），培训合格后方可上岗。在病区内接受感染防控护士及护士长工作指导、监察、反馈。如护工医院感染防控穿脱执行不规范行为多次反馈后仍无改善的，建议辞退。

2. 医院感染防控意识培训

医院感染防控培训除个人防护能力外，医院感染防控意识也极为重要。护工应简单掌握概念有：① 清洁区、半污染区、污染区概念；② 消毒方法；③ 新冠病毒传播途径等。

3. 可降低医院感染率的操作

- 规范手卫生。
- 规范个人防护穿脱。

（四）明确护工组长岗位职责

- 护工组长熟知护工的管理要求，协助护士长或负责人的日常管理。
- 护工组长规范自身各项行为，在病区传递正能量，起到积极引导作用。
- 负责新护工的指导与带教工作，熟知带教内容（穿脱隔离衣、七步洗手法，基础护理，感染防控中的相关注意点）。

- 疫情期间每个病区实行闭环管理，以利于减少交叉感染风险，动员大家转变思想，认真落实闭环管理。
- 闭环管理上班时间安排：9：00～15：00 与 21：00～3：00 为一组人；15：00～21：00 与 3：00～9：00 为一组人。
- 每班人员提前 10 分钟到岗进行交接班，交班内容包括：患者意识、饮食、睡眠、皮肤、导管、服药情况等。
- 督促闭环工作期间全程 6 小时严格按照感染防控要求执行。
- 督促落实病房卫生及消杀工作，保持病房整洁。
- 病区如有特殊情况，及时向当班医护人员汇报，同时与病区负责人汇报，以求尽快解决实际问题。
- 做好疫情期间闭环管理的病区协同工作，管理好组里护工工作的落实，工作质量的督导，护工防控措施规范，做到工作质量的持续提高，劳动纪律的监督和反馈。

（五）护工住宿临时应急方案

护工住宿要求"三固定"法，即：定人、定床、定服务对象。入住宿舍要求采取单边入住方法，便于后续出现特殊情况后进行隔断。

- 定人：护工居住宿舍房间固定，不可随意更换、串门等行为。
- 定床：如宿舍房间内非单床位情况下，护工固定床位，不可随意更换床位。
- 定服务对象：护工服务患者因相对固定，不能同时服务多类人员，降低交叉感染风险。

（六）护工核酸检测方案

护工核酸检测方案根据《闭环期间人员核酸检测方案》进行。在医院隔离点和隔离病区的工作人员参照地方最新文件，如《关于调整近期入境人员等风险人员核酸检测要求的工作提示》第二条密切接触者自集中隔离起第 1、7、14、16、21 天进行 5 次核酸检测，第 14 天双采双检。

（七）护工签约管理

制定护工工作职责签约书，明确进入病区后工作内容及履行责任，以及安全措施的执行。并接受感染防控护士及护士长的指导与督导。详见附件《护工工作职责签约书示例》。

（八）护工工作职责签约书示例

- 以饱满的工作热情，认真履行护理工作职责，遵守工作纪律，签订并执行工作职责责任书。
- 搞好自身卫生，着装整洁，态度和蔼，平易近人，力求入住老人心情愉快。
- 对于存在传染病风险的环境要有足够认识，接受培训，规范防护并做好手卫生。
- 进入病区工作时遵守医院防控规定。不在污染区吃、喝、随意脱卸防护用品等。
- 在病区工作时，不得擅自离岗、脱岗，服从管理人员（感染防控护士、护士长）安排，严格按排班表时间准时到岗。
- 对待老人要有爱心、耐心，工作要细心、不准辱骂虐待老人，按照医嘱给老人佩戴必要的医疗识别和防护设备。
- 不得随意传播涉及老人隐私的医疗信息，加强对生活不能自理的老人照顾。
- 重视平安管理，在指定区域工作，防止无关人员窜入，保证入住老人生命及财产平安，随时关注老人动向，发现异常要及时汇报妥善处理。
- 定时做好管辖区域内的消毒工作，严格执行医院感染防控标准，防止交叉感染。
- 接受院方护工岗位考核意见，纠正并改进工作方法。
- 严格执行护理患者感染防控四项安全措施：① 护工喂饭时携带消毒湿巾，患者发生喷溅时用湿巾擦拭；② 护工喂饭时不要太靠近，患者发生呛咳时，护工尽可能仰头避开；③ 进入的护工，要听从护士长安排，不能自行外出，除非下班时间；④ 垃圾达 2/3 及时清理不能按压，鹅颈扎口，放在指定垃圾收集点，不要乱堆乱放，医废固定时间收集。

六、护工感染防控督导员工作职责

在护工管理专班工作组领导下，护工感染防控督导员进行监督、督促老年护理机构内所有护工按《护工工作职责签约书》开展工作。

（一）个人防护

防护要求：二级防护，帽子、医用 N95 口罩、鞋套、防护服、靴套、护目镜或面屏、双层手套。

- 严格防护用品穿脱区域。
- 穿脱防护用品必须在限定区域内进行。
- 务必在所在病区点位帐篷，按照墙上穿戴流程规范穿戴防护用品并从入口进入，防护用品包装丢入垃圾箱内。
- 工作结束后从病区出口进入到病区点位集装箱一脱、二脱区域按照墙上脱卸流程规范脱卸后戴干净的口罩离开，脱卸过程中认真执行手卫生，并把脱卸的防护用品丢入垃圾箱内。

（二）工作职责

- 指导、监督护工工作，完成指定区域内工作。
- 对护工进行培训指导。培训内容包括：穿脱防护用品、手卫生、感染防控四项安全措施。
- 责任包干片区，对护工工作实施奖罚制。
- 监督护工按《护工工作职责签约书》开展工作。监督护工做好管辖区域内的消毒工作，严格执行医院感染防控标准，防止交叉感染。
- 监督护工不在病区内随意脱下、更换防护用品。
- 监督护工不在病区内出现吃饭、喝水、上厕所等不允许行为。

第四节　心理防护

一、老年患者的心理防护

老年护理医院在全闭环管理期间，外来人员包括直系亲属无特殊原因不可以进入医院探视，医院内部老人不得外出，不能组织聚集性娱乐活动，长时间的闭环管理可能对老人产生不良心理压力。

（一）建立与家人的沟通渠道

护理医院的老年人习惯盼望以及等待家人的探望，疫情全闭环管理期间造成的长时间与家人分离的孤独感可能加重老人心理负担，见不到家属的老人比以往更需要精神慰藉。对家人的思念、对疫情的恐惧、对封闭的抗拒交织在一起，形成难以名状的焦虑。一些老人往往不肯吃饭、不愿睡觉、无端发脾气，严重的甚至还会攻击护工。定期与家人视频沟通可以很好地帮助老年人缓解思念。许多老年人不会使用智能手机，需要护理人员定期协助老人与家人视频，这种"云探望"的方法也可以减轻老人的孤独感和焦虑感。

（二）发展老年人的兴趣，开展团体活动

老年护理医院里，一部分老年人尚有自由行走、活动、正常交流的能力，因此在保障安全的前提下，可以开展小范围团体活动，帮助老年人拓展兴趣等，如手工制作、听音乐、打麻将等都可以作为选择。这些活动可以丰富老年人的生活，减轻其焦虑、抑郁情绪。

（三）人文化的临终关怀

在老年护理医院里，很多老人不可避免地要走向人生的终点。在闭环管理期间，患者的家属无法陪在床前，但是作为医护人员，仍然需要提供患者有尊严的死亡医疗护理。尽量减少给患者造成痛苦的治疗，而是采取姑息治疗的方式，减缓疾病症状，提升患者的心理和精神状态，让生命的最后一程走得安详且有尊严。因此，需要首先确保充分供应可以减轻患者临终痛苦的相关药物。此外，加强与濒临死亡的患者家属沟通，因为他们无法陪伴在床边，工作人员应协助患者与亲人进行电话或视频通话。

（四）呼吸放松技术和正念减压技术

面对封闭管理带来的压力，难免情绪波动，产生焦虑、抑郁的情绪，我们可以通过一些可以自我调节的方法来帮助缓解紧张情绪，放松大脑。以下简单介绍几个实用的方法，可供自行练习，如果条件允许的情况下，可以在老年护理医院开展相关的冥想训练团体，通过反复训练，可以帮助工作人员以及患者稳定情绪，提升心理耐力。

1. 呼吸放松技术

呼吸放松技术旨在帮助对方学会在紧张、焦虑等情绪出现时，通过主动调节自己的呼吸，使其身体得到放松，从而达到改善其紧张、焦虑等情绪的目的。

（1）准备动作：① 坐姿：坐在凳子或椅子上，身体挺拔，腹部微微收缩，背不靠椅背，双脚着地，并与肩同宽，排除杂念，双目微闭；② 卧姿：平衡地或沙发上，双脚伸直并排，双手自然地伸直，放在身体两侧，排除杂念，双目微闭；③ 站姿：站在地上，双脚与肩同宽，双手自然下垂，排除其他想法，双目微闭。

（2）动作要领：① 第一步：将注意力集中在肚脐下方，也可以将手放在腹部以集中注意力；② 第二步：用鼻孔慢慢地吸气，将吸入的空气充满整个肺部，屏住呼吸几秒钟，以便氧气与血管里的浊气进行交换；③ 第三步：用口慢慢呼出空气。重复数次，直到你有放松的感觉为止。放松训练可选择在睡前进行，这样能有效地放松身体及帮助睡眠。待熟练掌握此方法后，可以随时随地进行呼吸练习，尤其在焦躁不安时进行，可以让你的情绪尽快得到舒缓。

2. 正念减压技术

正念减压技术是通过觉察与接纳，让大脑对周遭的事物持有特殊的注意和清晰的觉察，对身心感受带着认可与接纳的态度，以此来抚平压力、疼痛和创伤，实现自我疗愈。通常，当有焦虑、抑郁、恐惧等不良情绪时，我们倾向于花时间去除这些不良情绪，而正念减压的理念认为，情绪的存在是合理的，通过学习正念的练习方法，让机体不断去接纳当下的身体感受，尤其是不舒服的身体感受。当机体对不舒服的身体感受的容忍度、接纳度提高以后，那么机体专门投入处理这些不适感的时间就会减少，相对来讲这些感受对机体的困扰就会减少。

身体扫描技术是正念减压技术的一种。身体扫描是把身体的感觉作为观察对象的正念练习，就是逐一地体会、感受身体的每个部位。比如说从脚趾头开始，扫描脚趾头、脚掌、脚背、脚踝，然后依次往上扫描。在练习的过程中，对于体会到的身体感受，都要尝试去接纳，不过度评判它好或者不好，包括没有感受的部位，也同样接纳。

当扫描身体时，会发现注意力是很容易跳走的，这也是内心的基本特点。练习本身并不是说要把注意力一直保持在身体上，这个没有谁能够做得到。而是希望在练习的过程中，如果发现自己的注意力离开时可以深入分析一下注意力去了哪里，是去了身体的其他部位？还是跑去听声音？还是跑去思考？这也是了解自己想法的一个好机会。

■ 二、医护人员的心理防护

长期驻守在封闭管理老年护理医院的医护人员是感染防控和医疗工作的中

坚力量，在这场没有硝烟的"战场"上，他们无疑是极为辛苦的群体。面对疫情，面对高压和高强度的工作负荷，他们用生命为我们铸就了保护的屏障。但是长时间的高强度工作也会让他们身心疲惫。守护好医护人员的心理健康，老年护理医院的工作方可有效、可持续进行。为保证临床医护人员的身心健康，可建立心理疏导应急小组，组织医护人员参加心理疏导培训，进行日常解压，开展心理健康评估，掌握医护心理活动变化，帮助其积极应对不良情绪。

（一）合理的工作时长，充分的后勤物资

由于感染防控要求，穿脱防护服装备原因，医护对工作时长的耐受程度与以往不同，需根据人力、物力等实际情况调整排班模式，安排工作时间在4~6小时，可采取轮班制度，确保医护人员有放松休息的时间，工作任务分配尽量明确。过度疲劳易使工作人员耗竭、心理免疫力相应下降，脆弱，情绪敏感，身心健康受影响，不利于长期作战。此外，充足的防护服、口罩等防护设备，安全的工作环境，必要的生活供给，这些都是保证医护人员身心健康的基础条件。

（二）关爱员工，建立良性的集体环境

隔离环境中，医护人员会有可能接触到因疫情而逝去的患者，或者受到来自患者、患者家属及媒体的不公平对待，包括言语和躯体的暴力攻击，这些情况对他们会有极大的影响。需要特别关注这些员工的心理健康，给予更多关心。

（三）防范医院极端暴力事件

在和患者沟通过程中发生的一些初期误会、摩擦和不良情绪中，通过言语、表情、体态姿势，来觉察有关人员在个性、思维、情绪、态度等方面的偏颇特点，并及时进行有效干预。如加强平等、坦诚的沟通，及时引导至相关行政职能科室介入处理，避免出现极端事件。上述核心是"评估"，比较重要的风险评估指标包括：患者表现激动或不安、个性偏执、抵制建议治疗的行为、患者或家属存在威胁或暴力行为史、有药物滥用史或酗酒史等，可谓"万变不离其宗"。一些长期从事纠纷处置、有经验的人都知道，真正可怕的并非医闹，而是某些闹得不太厉害但偏执或行为异常的人。确保与此类人员沟通一定要有足够耐心，切忌言语刺激。

当评估出有危险情况，应立即向保卫部门请求支援；在十分危急时刻，在危险面前，要勇于自我保护、果断"逃跑"。

（四）医护人员如何自行调整心理压力

1. 保持良好生活习惯

保证睡眠（环境尽量保持安静、舒服、自在）；定时定量的饮食、补充营养，即使不太想吃东西。规律锻炼，运动可以帮助改善情绪，抵抗抑郁、焦虑等不良情绪。

2. 保持良好人际互动

适时地将自己的感觉和体验与其他伙伴分享，与伙伴间互相加油、鼓励，不要互相指责；肯定自己与伙伴在工作中的努力和配合；需要帮助时，尽快向伙伴们提出，并接受他人的帮助与支持；允许自己对救灾工作有负面的情绪（如生气、害怕、担心、不耐烦、想放弃等），在临时组建的团队里，要促进沟通，互相学习别人的经验、特长，有空时聊家常、开玩笑，增加互相间的理解与默契。

3. 保持与家人沟通

结束工作的空闲时间，保持与家人联系，减少孤独感。在家时，一个拥抱、简单的肢体接触，哪怕仅仅存在于同一个空间内，都可以带来良好的陪伴感。而隔离工作期间无法相见，难免会有孤独感，这时候需要发展新的相处方式。可行的方式包括：① 约定好每日固定的通话聊天时间；② 与小朋友沟通的技巧，低龄小朋友的特点是言语交流能力一般，但更喜欢通过游戏的方式进行交流。因此，家中有低龄小朋友的一户人员可以在视频沟通的时候设计一些互动类游戏，促进与小朋友更好地交流互动；③ 构思未来：如因隔离错过的旅行计划，可以考虑重新进行规划，着眼于未来的安排，可以避免沉浸在分开的思念情绪中。在暂时无法改变需要分开一段时间的既定事实下，可以利用这段时间认真地去考虑怎样建立更好、更高质量的关系。

4. 发现工作价值和意义

疫情当下，医护人员的工作自然是非常有价值。在老年护理医院里，保证每个老人的身体健康、充满人文精神的临终关怀、给予老人家属的关心等都是非常重要的工作。每天对老人的巡视，每次与老人家属的电话沟通，每个发给家属的视频都具有它的价值和意义。发扬医护人员的利他主义精神，有研究发现，利他主义精神较强的人，在经历疫情的过程中，其焦虑、抑郁水平相对较低。

5. 无法自行调节，积极及时寻求专业帮助

医护人员如果感到负面情绪持续存在、出现越来越多的躯体症状、工作能力

受损，表明个人的身心状态已经处在一种过度耗损的状态，出现了心理耗竭，需要主动寻求心理卫生工作人员的专业帮助。医务人员虽然了解更多的医学知识，但自己出现问题，尤其是心理问题时，反而更回避就诊。其实直接参与一线医疗救治的医护人员，心理失衡的风险本就远远大于普通人群。因此，在闭环管理期间，医护人员切不可被心理问题的污名化所影响，如出现无法自行调节的心理问题，请务必及时求助专业人士。

■ 三、护工的心理防护

在老年护理医院中，老人的护理是一项较为特殊的工作，护工是长者日常照料过程中至关重要的角色，承担了翻身、拍背、喂食、协助大小便等诸多照料工作，特别是老年护理医院闭环管理期间，其在护理长者过程中要付出的不仅仅是体力劳动，还要承受比其他职业更多的心理负荷，如果不能有效地对自己的情绪进行调节，就会造成心态失衡，导致工作氛围和护理任务管理工作失去实效性，使得护理服务工作不能得到有效开展，加剧人际关系的恶化，进入心理问题的死循环，严重影响护工对护理任务的完成效果。

因此维持护工的心理健康非常关键。合理的工作时长，必要的放松，充足的后勤物资、防护设备等都在前面医护人员的心理防护中有提到，不再重复提及，本节中将着重强调护工的心理防护中需要特别注意的几个方面。

（一）规律进行病毒知识宣教

在面对未知的病毒和疾病时，特别是处于比较恐慌的氛围中时，会产生更多的恐惧，这样的情绪是一种正常的心理现象，就像士兵进入战场，但是不知道敌人是谁、躲在何处。这种时候，对于未知的恐惧是我们与生俱来的本能。由于护工不具备专业的医学知识，且普遍教育水平较低、对病毒了解少、辨别不当信息的能力较弱，故此，必须提供正确可靠的病毒相关知识宣教，避免过度恐慌或者防护意识薄弱。笔者在老年护理医院的工作过程中曾碰到过因为对病毒知识了解少，长期过度紧张、担心、害怕，导致胸闷、心慌、呼吸困难等惊恐发作症状的护理人员。知识宣教应包括以下几个部分的内容：何为新冠病毒，感染病毒后会出现的临床症状，哪些人群容易发展成重症，感染病毒后的治疗和恢复情况，病毒的传播方式，哪些途径可以预防病毒感染（接种疫苗、口罩、必要的距离、良好的手卫生习惯等）。

（二）关注护工身体健康

护理医院的护工年龄均在中年或以上，伴随各种慢性疾病，如高血压、糖尿病、高血脂等。因此，在闭环管理期间，需要关注护工的身体健康，保障慢性疾病的药物供给。中老年人群中，患有失眠的比例在 1/3 以上，因此，必要时需要予以适量的助眠药物，良好的睡眠可以提升其心理免疫力，改善心理健康，提升工作效率，减少工作失误。

（三）建立良好人际关系

在护工的人际关系圈内，护工与患者、行政、后勤、医护人员及护工内部人员之间的关系都会对其心理产生影响。若是疫情下，管理部门不能对其进行正确的引导，可能会造成关系的恶化，影响护工的心理承受能力。护工很多是背井离乡来到城市工作，远离家人，同事之间的关系是她们在封闭环境下重要的心理支持来源。护工之间友爱、互帮互助、互相扶持的关系，对于维持良好的心理状态大有裨益。因此，特别要关注到护工的人际关系状况，避免出现互相指责、互相诋毁甚至谩骂的情况，尤其应避免个别护工遭到排挤和孤立，以防护工心理防线崩塌，造成恶性不良事件。

■ 四、可能出现的精神心理问题

（一）长期心理压力下可能出现的精神心理问题

长期过度的心理压力对个体的身体以及心理均会产生较大的影响，当集体无法自行调整时，可能会导致以下精神心理问题：

1. 失眠

有的人出现持续的睡眠困难，可以表现为入睡困难、容易惊醒，有时虽然睡着了，但起床后依然感觉到不解乏、困倦。

2. 广泛性焦虑障碍

人持续处于紧张不安中，过分担忧和夸大危险，担心的内容和对象较泛化，如担心患病、遭遇交通意外、说错话等。疫情时期，大众最担心的就是会否被传染得病，容易胡乱联想。喉咙有点不舒服，就无意识开始干咳，不停地测量体温，非常害怕自己体温升高。有的人莫名地惴惴不安，也不知道自己在担心什么，这称为"自由浮动性焦虑"，常伴有心慌、胸闷、出汗、胃肠不适、失眠等躯体症状。也有人出现急性焦虑发作，即"惊恐发作"，表现为发作性的明显恐慌，伴明显的胸闷、心慌、出汗、头晕、发抖等躯体不适，患者常有濒死感或失控、发疯、崩溃感。不少患者在极度的惊慌下，往往需要到医院就诊，检查未发现异常后才能平静下来。

3. 疑病症

明明没有感染疾病，但总是怀疑自己已经患病，虽然经检查排除了患病可能，但是仍然感到不放心，反复要求医生再次检查确认。

4. 强迫症

出现重复、明知不必要的思想或者行为，明知过分但克制不了，对个体造成困扰。常见的行为表现有重复检查，如反复检查口罩是否戴好、防护措施是否做到位；有的表现为过分清洁，如反复洗手、洗澡、对物品进行消毒等；也有的表现为强迫思想，如反复考虑自己的每一个动作细节，确保自己没有被污染。

5. 急性应激障碍

一般在重大的心理应激之后发生，如亲人离世等。一般在创伤事件后数分钟或数小时内产生，创伤性事件的情境会反复出现在意识里或梦境里。个体可能表现为麻木、情感反应迟钝、意识不清晰、不真实感，或严重的焦虑和抑郁症状。也有人出现行为异常，如乱跑、兴奋、情感暴发。个别症状严重的患者可出现思维不连贯，甚至片段的幻觉和妄想，达到精神病的程度。

6. 情感障碍

可以表现为抑郁发作（心情低落、缺乏动力、懒言懒动、无心做事等），最糟糕的情况是悲观、绝望，出现自伤、自杀念头甚至行为。也有少部分人在心理压力下出现躁狂或轻躁狂发作的情况（情绪兴奋、言语增多、频繁地给周围的人打电话、睡眠减少、说大话、过分关注疫情、不切实际地要求参加公益事业、不切实际地大量花钱或捐款等）。有人在工作中出现草率冒失、不避危险、不计代价的"英雄"行为，导致不必要的损失。

（二）心理失衡的调处

在疫情面前，焦虑、恐慌情绪蔓延，但绝大部分人通过积极的调适，都可以维持平和的心理状态，回到合理的基线情绪来。有少部分人会出现心理失衡，这就需要得到额外的支持和帮助。

　　既往有焦虑症和抑郁症病史者、家族中有心理疾病病史者、直接参与一线医疗救治的医护人员及感染的患者，会面临更高的心理失衡的风险。当个体持续多天失眠、超过 2 周焦虑或抑郁情绪不能缓解，言行反常甚至出现消极自杀的想法时，需要考虑寻求精神科医生的帮助，由医生评估后，必要时进行抗焦虑、抗抑郁或者改善睡眠的药物治疗。

　　在过去的二三十年中，有多种新型的抗焦虑和抗抑郁药物面世，其中包括选择性 5-羟色胺再摄取抑制剂（SSRI）和 5-羟色胺及去甲肾上腺素再摄取抑制剂（SNRI），前者有大家熟知的氟西汀、帕罗西汀等，后者包括文拉法辛和度洛西汀两种药物。这些药物疗效肯定，总体上不良反应较轻，绝大多数药物对心脏、肝脏、肺脏、肾脏等重要脏器功能没有明显损害（每个药物的特性不同，具体需咨询医生）。

　　很多人担心药物是否会"伤脑"。事实上，大量的科学研究表明，心理压力所动员的炎症激活、糖皮质激素过载，以及高水平的氧化应激对大脑有毒性作用。长时间焦虑或抑郁的个体，常有记忆力下降、思考困难的感受，未经治疗的抑郁也是痴呆的危险因素。而抗焦虑和抑郁药物一旦起效，个体情绪平复以后，反而能终止心理压力对大脑的不利影响。

　　此外，药物是否会成瘾也是大家最为关心的话题。SSRI 和 SNRI 等新型抗抑郁剂无成瘾风险，但是部分药物停药过快会引起不适，需要咨询医生，缓慢减停。安定类药物（医学上称之为"苯二氮䓬类"药物）在药理学分类上为抗焦虑药物，被用于较快改善睡眠和抗焦虑，但只可以在短时间内单独使用，或与上述药物合用。长期使用有成瘾风险，需遵医嘱使用。

■ 五、可供参考的心理健康状况自我评测问卷

（一）抑郁自评问卷

　　PHQ-9 抑郁症筛查量表（表 4-21），一共 9 题，用以评估患者的抑郁情绪。总分 0～4 分为无抑郁，5～9 分为轻度抑郁，10～14 分为中度抑郁，15～19 分为中重度抑郁，20～27 分为重度抑郁。

（二）焦虑自评问卷

　　广泛性焦虑量表（GAD-7）（表 4-22），一共 7 题，用以评估患者的焦

虑情绪。总分 0～4 分为无焦虑，5～9 分为轻度焦虑，10～14 分为中度焦虑，15～21 分为重度焦虑。

表 4-21　PHQ-9 抑郁自评问卷

在过去的两周里，你生活中以下症状出现的频率有多少？

问　　题	0 完全不会	1 好几天	2 超过一周	3 几乎每天
1. 做事时提不起劲或没兴趣				
2. 感到心情低落、沮丧或绝望				
3. 入睡困难，睡不安稳或睡眠过多				
4. 感到疲倦或没有活力				
5. 食欲不振或吃太多				
6. 觉得自己很糟，感到自己很失败或让家人失望				
7. 对事物专注有困难，如阅读报纸或看电视时不能集中注意力				
8. 动作或说话速度缓慢到别人已经察觉，或正好相反，烦躁或坐立不安，动来动去的情况更胜于平常				
9. 有不如死掉或用某种方式伤害自己的念头				

表 4-22　GAD-7 焦虑自评问卷

在过去的两周里，有多少时候你受以下任何问题所困扰？

问　　题	0 完全不会	1 几天	2 一半以上的日子	3 几乎每天
1. 感到紧张、焦虑或急切				
2. 不能停止或控制担忧				
3. 对各种各样的事担忧过度				

问　　题	0 完全不会	1 几天	2 一半以上的日子	3 几乎每天
4. 很难放松下来				
5. 由于不安而无法静坐				
6. 容易变得烦恼或急躁				
7. 感到似乎将有可怕的事情发生而害怕				

第五节　保　障

■ 一、信息保障

信息保障工作由信息部门主要负责，重点保障整个机构闭环管理期间各个信息系统的平稳运行、网络通信快捷畅通、核酸检测系统连接顺畅、指挥中心信息保障等，需着重确保住院患者信息的完整准确和及时更新，此外也需注意网络安全与舆情监测。

（一）人员组织安排

- 在发生严重医院感染事件，接到临时封闭管理命令后，应立即通知所有科室成员到岗。已在院科室成员继续留在岗位及时处理信息问题，尚未到岗的科室成员第一时间赶往医院。
- 应立即通知所有第三方信息公司驻场工作人员到岗并进行封闭管理，第三方常驻人员如在院外的，经医院指挥部确认后，按相关防疫政策即刻赶往医院。
- 需提前收集并统计好所有第三方常驻人员，及技术支持人员名单表格及联系方式，并在封闭开始后按照要求每日上报在院人员健康监测状况。

- 要求第三方公司成立专项工作小组，重点协助保障医院闭环管理期间信息系统的平稳运行，并负责做好驻场第三方员工的沟通工作。

（二）信息保障工作安排

- 合理排班，闭环管理期间需 24 小时均有工程师值守，保障所有院内系统在特殊时期的平稳运行，包括医院管理信息系统（HIS 系统）、检验系统、药房系统、核酸采样系统、医保系统、结算系统等。

- 闭环管理期间，需着重确保住院患者个人信息的实时更新和精准翔实，尤其是老年患者的腕带系统正常运转和转床转院患者的数据更新，避免出现数据库中患者床位信息与实际不符。如发现有患者信息与实际不匹配，需主动联系护理部或相应病区协同核查及时更正。

- 在院内系统中做好针对封闭管理的配置或修改，如需更新程序需在正式使用前做好测试工作，避免匆忙上线后发生不必要的矛盾和纠纷。

- 应提前设立预案，用于在闭环管理期间突发无法短期修复的信息故障时，将所对应信息系统转换为手工操作的流程和规范，并定期演练优化，避免在出现此类信息故障时，造成病区医疗停摆及信息混乱，引起纠纷矛盾或医疗事故。

- 保障各病区和全院核酸采样可正常运行。应提前在各病区、行政区域及统一规划的核酸采样点，安装核酸采样系统及配套设备（包括网络连接、电脑、扫码墩、条码打印机等）并调试好，确保能在封闭管理后立即启用进行核酸采样工作。

- 闭环管理期间，需在保障网络通信畅通的前提下，加强网络安全管理，确保内网外网物理隔离，且所有新增设的终端都已安装杀毒软件。同时可增设入侵监测系统、防火墙、堡垒机等网络安全系统或设备，增添密码管理、权限分配等技术手段，避免在特殊时期发生网络安全事件或敏感数据泄漏。

- 按要求配置指挥中心所需系统、设备和数据，如接入隔离病区、一脱区、二脱区等关键区域监控视频，安装远程视频会议系统、院内信息系统等信息系统，配置院内电话、无线外网（Wi-Fi）、电脑终端等设备，以备指挥中心工作人员使用和查看。

■ 二、后勤保障

（一）医院重大传染病防控期间食堂管理细则

为了更好落实感染防控措施，加强食堂感染防控管理，防止交叉感染，保障食堂工作的正常运行，确保就餐者和食堂员工的健康，特制订本管理细则。

1. 准备工作

- 开展新型冠状病毒感染等传染病防控知识宣传，发布健康提示和就医指南，科学指导工作人员正确认识和预防疾病，引导食堂员工规范防控行为，提高自觉防控意识和能力，做好个人防护，减少疫情期间不必要的外出，规范佩戴口罩，尽量避免乘坐公共交通工具，不参加聚会，不到人员密集的公共场所活动。

- 对食堂全体人员进行新型冠状病毒生物学特性、传染性、危害性、传播方式、传播途径和防控知识的教育，要求员工学习掌握相关的感染防控知识。

- 严格按防疫需要，配备与食堂员工数量相匹配的口罩、手套、帽子、洗手液、温度计、消毒药械等感染防控所需物资。

- 配备与供餐量相匹配的餐用具、餐用具清洗消毒设施及保洁设施，对所有餐具进行彻底的清洗和消毒。

- 在大厅等场所广泛张贴防疫宣传指南，引导就餐人员科学预防、理性应对，增强对安全就餐环境和科学用餐方式的认识。

2. 日常防控措施

（1）严格教育管理食堂员工

- 每天对食堂人员进行晨检和餐前检查，做好记录和建档工作。发热（37.3℃以上）、感冒、咳嗽症状、呼吸道感染的在岗员工，应立即报告甲方感染防控人员进行隔离治疗和医学观察，对与其接触人员测试体温并进行医学观察。

- 所有上岗应全程佩戴口罩上岗，且按规定及时更换口罩。进入操作区要对手部等进行清洁消毒，加强洗手及消毒频次，保持手部卫生。接触肉禽类生鲜食材、直接入口食品的人员还应戴一次性手套上岗操作，避免手部与食物直接接触。

- 加强个人卫生管理，严格执行"四勤"（勤洗手、勤剪指甲、勤洗澡理发、勤换工作服）、"四净"（工作服净、帽净、口罩净、围裙净）制度。员工须佩戴口罩、穿着工作服上岗，并及时更换口罩，每天对工作服进行洗涤和消毒。

（2）持续抓好食堂卫生防疫

- 每天对甲方食堂加工区域、就餐区域、人员通道、配送电梯间、洗手间、更衣间等场所进行清洁消毒，加强对冷冻冷藏和保鲜设备检查、维护，食堂餐用具在每次使用后要及时进行严格的清洗消毒，确保清洁卫生。
- 定时开窗通风或保持通风系统正常运行，保证就餐场所和加工场所空气流通。
- 开餐前对就餐场所进行清扫、清洁、消毒、通风，餐后做好及时清理打扫就餐场所卫生，进行环境消毒，做好卫生用具的清洗消毒和定位保管。
- 餐厨垃圾定点存放，及时清运，每天进行两次餐厨垃圾存放场所和盛装容器的清洁消毒。

3. 疫情期间严格管理食堂

- 非食堂工作人员不得进入后厨，原则上不得将私人物品带入食品处理区，手机等私人物品如需带入食品处理区应经消毒处理。
- 食堂食品处理区严格实行闭环管理，非操作人员不得进入食品处理区，甲方及相关部门人员因工作需要进入时，要检测体温合格、戴口罩、穿工作衣帽，做好记录。
- 在感染防控解除前，停止大规模聚餐活动，鼓励食堂提供营养套餐，由就餐人员自带餐具，打餐后回办公室用餐。
- 加强消毒用品管理，确保不发生安全责任事故。

4. 严格规范食堂餐食制度

- 食材采购：严禁采购、验收、加工、烹饪、销售野生动物及其肉蛋类制品。
- 选择具有合法资质的供货商采购原料，做到供应商的营业执照、食品经营许可证等合法齐全。建立固定的供货渠道。
- 严格执行食品原料索证索票和进货查验制度。严格做好畜禽肉及其制品的合格证明、交易凭证等票证查验和台账记录。

- 采购中交接货物时，要求供应商送货人每天检测体温并向食堂报备，供货商、采购员和接货员在采购、运输、验收工作中均需佩戴口罩，彼此之间保持 1 m 以上的安全距离。采购肉禽类生鲜食材应戴上一次性橡胶手套，避免手对该类食材的直接接触，查验食材和其他物品前后要洗手。
- 管控并监督送货车辆和配送车辆干净卫生，专车专用，每次运输食品前应进行清洗消毒。

5. 餐食加工

- 加工食品要烧熟煮透，食品中心温度应达到 70℃以上。
- 疫情期间禁止生冷、冷荤、凉菜、凉面、裱花糕点的制作和销售。
- 生、熟食物要分离。禽蛋使用应清洗外壳，必要时消毒外壳。
- 留样食品按照品种分别盛放于清洗消毒后的专用密闭容器内，在专用冷藏设备中冷藏存放 48 小时以上，每个品种的留样量应能满足检验检测需要，且不少于 125 g。

6. 售卖管理

- 加强食品 / 食材保护。增加售饭、售菜、售汤处防止飞沫（说话的唾液、咳嗽、打喷嚏所致）、灰尘、蚊蝇等污染的设施（售餐人员售餐时及就餐人员取餐时均需佩戴口罩和手套），出售的食品不得无保护暴露。
- 食品、半成品、成品避免长时间裸露。食品贮存采用保鲜膜覆盖或密闭容器等方法。
- 按需加工菜品，现做现卖，缩短成品存放时间。
- 售餐人员使用经消毒的专用工具并佩戴口罩和手套，销售中减少语言交流，与服务对象保持 1 m 以上安全距离。

7. 供餐方式及供餐过程管理

- 建议经协调，可分时段来食堂就餐，减少因排队集中人群而增大的病毒传播风险的可能性。
- 食堂设置进门和出门标识，点餐、取餐标识，确保就餐时人流、物流流向均不交叉。
- 倡导就餐人员戴口罩直接到食堂售卖窗口取套餐盒饭后回到办公室或者宿舍用餐（打包带回单独用餐，防止并最大限度减少交叉污染），尽量避开在食堂用餐，降低因大厅密集用餐带来的风险。

- 如果在食堂用餐，将桌子摆成直线式，座位前后左右间隔不低于 1 m，且座位面朝同一个方向就餐。
- 销售散装直接入口食品采用加盖或非敞开式容器盛放，设置隔离带以防止就餐人员直接接触散装直接入口食品，设置禁止消费者触摸等标识。并安排专人负责提供食品分拣、包装等服务，操作时应佩戴口罩、手套。不提供食品"试吃"服务。
- 设置易拉宝宣传提示用餐安全：进入就餐场所应佩戴口罩（仅用餐时除外）、取餐后尽量在宿舍用餐、建议排队或取餐时人与人之间间隔 1 m 以上等安全用餐提示。

8. 清洗消毒

- 公用餐具洗消：公用餐具进行规范化全覆盖每餐次清洗消毒，按标准要求进行保洁，并经 ATP 抽样检验，确保检测合格。
- 餐具高温消毒：餐用具宜采用高温热力方法进行消毒（提示：热力洗碗机一般控制水温 85℃，冲洗消毒 40 秒以上）。
- 食材洗消和保管：对食材原料和加工后的半成品进行严格的洗消和卫生保管。
- 回收餐用具的洗消：每餐次对后厨餐具用具进行清洗消毒［使用浓度应含有效氯 250 mg/L（又称 250 ppm）以上消毒液，餐用具全部浸泡液体中 5 分钟以上，消毒后的餐用具应使用净水冲去表面残留的消毒剂］，坚持高温消毒方式对病毒灭活。

9. 餐厅管理

- 通风管理：通过定时开窗或运行新风系统保持食堂就餐场所通风良好。
- 餐厅入门管理：餐厅门口设保安值勤，就餐人员应出示证件（禁止外来人员就餐）、佩戴口罩，并经体温检测合格方可进入大厅。
- 洗手池、洗手液管理：在餐厅中配备足够的洗手液，保证供水设施正常使用，引导就餐人员运用七步洗手法进行餐前洗手并成为习惯。
- 规范就餐程序就餐人员须佩戴口罩取用餐食，如果需要在大厅用餐，坐下吃饭的最后一刻才摘口罩，避免面对面就餐和扎堆就餐，就餐中不交流、少说话，保持安全就餐距离，避免交叉感染。
- 个人分泌物处置：打喷嚏和咳嗽时应使用纸巾遮挡包裹，不随地吐痰，口鼻分泌物用纸巾包好（包括废弃的口罩）使用密封袋密封弃置于有盖垃圾桶内。

- 餐厅清洁消毒：开餐前对餐厅进行清扫、清洁、消毒、通风，开餐中及时清理餐桌和地面废弃物并清洁餐桌，餐后做好免费汤、调料的收捡和清理。打扫餐厅卫生，进行环境消毒，做好卫生用具的清洗消毒和定位存放。
- 餐厨垃圾处理：餐厨垃圾定点存放，每日由专人清运，每日对存放场所进行清洁并彻底消毒，消除病毒感染源。

10. 食堂就餐流程

- 进入食堂后，除吃饭以外，须全程佩戴口罩。
- 食堂设定一个进口和一个出口，请听从食堂工作人员指挥，单向进出食堂。
- 进入食堂须先测量体温，高峰时段可能耗时较长，请耐心等候，有序排队。
- 体温异常的就餐人员，请服从工作人员安排，进行复测体温。
- 就餐前请先清洗干净双手，食堂设有手部消毒喷雾，供就餐人员使用。
- 供餐窗口前请按照间隔线，间距排队、间距取餐。
- 就餐人员在堂食时，应统一方向，一人一桌。就餐时，少交流、少说话。
- 因餐桌有限，就餐人员可错峰、错时就餐。

11. 强化应急处置机制流程

安全员负责提醒就餐人员出示一卡通、佩戴口罩，食堂人员引导就餐人员排队接受温度检测和手部消毒，食堂入口温度检测区发现发热就餐人员，应启动应急处理措施。

- 关闭该通道，引导排队就餐人员从其他入口排队取餐。
- 引导发热就餐人员至最近的临时观察点，同步拨打医院电话，报告发生地点和情况及时汇报给后勤保障部门。重新开辟通道，旧通道待消毒人员完成污染区域消毒 30 分钟后方可重新启用该通道。
- 如发生疑似食品安全事故，要及时向后勤保障部门报告，并按照制定的食品安全事故应急预案进行科学处置。
- 如发生投诉举报和突发舆情事件，要加强信息沟通，第一时间回应处理就餐人员和相关部门疑问关切，积极妥善予以处置。

（二）医院消防安全管理

1. 落实消防安全责任

- 医院应当依法建立并落实逐级消防安全责任制，明确各级、各岗的消防安全职责。

- 医院的法定代表或者主要负责人为单位的消防安全责任人，全面负责本单位消防安全管理工作。属于消防安全重点单位的医院应当确定消防安全管理人，负责组织实施日常消防安全管理工作，主要履行制定落实年度消防工作计划和消防安全制度，组织开展防火巡查和检查、火灾隐患整改、消防安全宣传教育培训、灭火和应急疏散演练等职责。

- 医院设置（确定）消防工作归口管理职能部门，或者确定专（兼）职消防管理人员，在消防安全责任人或者消防安全管理人的领导下，具体实施消防安全管理工作。

2. 开展防火检查

- 医院消防安全责任人或消防安全管理人应当每月至少组织各部门负责人开展一次防火检查。重点检查以下内容：① 消防安全制度落实情况；② 日常防火巡查工作落实情况；③ 重点工种人员及其他医护人员消防知识掌握情况；④ 消防控制室和消防安全重点部位的管理情况；⑤ 消防设施设备运行和完好的有效情况；⑥ 电气线路、燃气管道定期检查情况；⑦ 消防设施保养情况；⑧ 火灾隐患整改和防范措施落实情况。

- 对发现的消防安全问题，应当督促整改。

3. 开展防火巡查

- 医院应当每日组织开展防火巡查，并明确巡查人员、部位。

- 医院住院楼（部）、门诊部等白天应当每两小时至少开展一次防火巡查，住院楼（部）、急诊部夜间应当至少开展两次防火巡查，其他场所每日应当至少开展一次防火巡查。重点巡查以下内容：① 用火用电用油用气有无违章情况；② 安全出口、疏散通道是否畅通，安全疏散指示标识、应急照明是否完好；③ 消防设施、器材和消防安全标志是否在位、完整；④ 消防控制室和住院楼（部）门诊部、药房库房、实验室、供氧站、高压氧舱、胶片室和锅炉房、发电机房、配电房、消防水泵等消防安全重点部位人员是否在岗在位；⑤ 常闭式防火门是否处于关闭状态，防火卷帘下是否堆放物品影响使用。

- 对巡查中发现的问题要当场处理，不能处理的要及时上报，落实整改和防范措施。

4. 加强消防设施和消防控制室管理

- 可以委托具有相应资质的消防技术服务机构进行维护保养和检测，且每年至少检测 1 次。建筑消防设施单位检查每月至少 1 次。属于火灾高危单位的，应当每年至少开展 1 次消防安全评估，并针对评估结果和改进消防安全工作。

- 消防控制室应当实行 24 小时值班制度，每班不少于两人，并在明显位置张贴消防控制室管理制度和值班应急程序。值班人员应持证上岗，掌握应急处置程序，能熟练操作消防设施设备。

5. 规范消防安全标识

- 医院应当规范设置消防安全标志、标识。

- 消防设施、器材应当设置规范、醒目的标识，并用文字或图例标明操作使用方法疏散通道、安全出口和消防安全重点部位等处应当设置消防警示、提示标识主要消防设施设备上应当张贴记载维护保养、检测情况的卡片或者记录。

6. 开展消防安全宣传教育

- 医院应当每半年至少开展 1 次全员消防安全教育培训。医护人员新上岗、转岗应当经过岗前消防安全培训。所有医护人员应懂得本单位、本岗位的火灾危险性和防火措施，会报警、会扑救初起火灾，会疏散逃生自救。

- 医院对入院治疗的患者和陪护人员应及时开展入院消防安全提示。

7. 建立志愿消防队

- 医院应建立志愿消防队伍，并结合实际配备相应的消防装备和灭火器材，定期开展训练。

8. 开展消防演练

- 医院应当制订灭火和应急疏散预案，明确每班次、各岗位人员及其报警、疏散、扑救初期火灾职责，并每半年至少演练一次。

- 严禁下列行为：① 使用未经消防行政许可或者不符合消防技术标准要求

的建筑、场所；② 违规新建、扩建、改建（含室内装修、建筑保温、用途变更）；③ 采用易燃、可燃夹心彩钢板作室内分隔或搭建临时建筑；④ 擅自停用、关闭消防设施设备；⑤ 锁闭、遮挡安全出口，占用、堵塞疏散通道、消防车通道和消防扑救场地；⑥ 违规储存、使用易燃易爆危险品，病房楼内使用液化石油气；⑦ 私拉乱接电气线路，使用非医疗大功率用电设备；⑧ 室内吸烟和违章使用明火；⑨ 在门诊楼，住院楼（部）的外窗设置铁栅栏等障碍物。

火灾接警处置流程图见图 4-13。

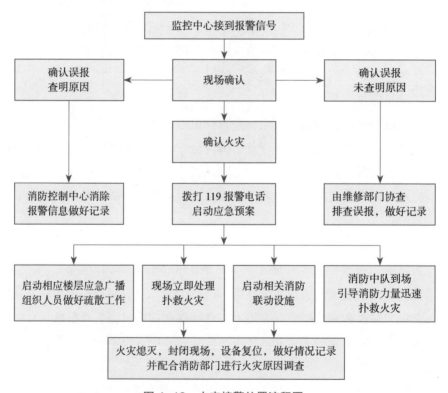

图 4-13　火灾接警处置流程图

（三）二次供水卫生管理制度

为确保二次供水水质，符合国家《生活饮用水水质卫生规范》，保护医护、患者的身体健康，根据国家和市、区卫生行政职能部门的规定和要求，现结合我单位实际情况，特制订本制度。

- 认真学习国家和市、区卫生行政职能部门对二次供水的法规和要求，切实做好二次供水的卫生管理工作。
- 做到水池周围无工业、生活污染源，确保水质卫生。
- 二次供水设施设专人管理，管理人员做到每年一次体检合格上岗。
- 按时对二次供水设施进行巡查，有记录备查，并做好环境清洁。
- 二次供水设施清洗、消毒每年两次，每季度进行水质检测，确保水质安全卫生。
- 积极、主动配合卫生监督职能部门、加强二次供水设施的管理，并接受监督检查。

（四）用电安全管理

为保障医院电力系统及用电部门电力设备的安全运行，加强用电部门电气设备运行管理工作。

- 用电单位的部门办公室、医生办、休息室、生活用房及各种附属用房等建筑物，均应有符合实际条件使用电器。
- 室内配线根据设计要求而配导线，如若超出室内配线、导线截面的用电量，应立即停用超出用电量的电器。
- 对室内照明、插座、插头定期巡视，有无松动、腐蚀或导线是否残旧和老化、外漏，如若出现上述情况应立即停止使用并向有关部门报修。
- 床头医用综合治疗带，禁止医疗抢救用电以外的其他用电（属专用）。
- 在使用电器时杜绝带负荷插座，在设备运行时带负荷拔电器插头，严重引起漏电保护器断开或引起电气火灾。
- 在下班锁门前，用电设备要处于断开状况。
- 对配电盘、箱，前和下方禁止摆放物品，便于紧急情况下使用。
- 试验仪器、医疗设备等减少待机状态，做到人走灯灭拒绝"长明灯"。
- 禁止科室和个人私接、乱拉导线或安装用电设备。
- 医疗设备应注意防潮，放置在通风干燥处。
- 科室工作人员要熟知所在科室用电设备和电器。
- 严禁私自随意拆卸电器，若电器发生故障时，应立即切断电源并及时报修。
- 各科室将电源插板远离地面和水源。
- 改变原房屋使用设计的应向有关部门申请使用安全用电。

（五）天然气安全管理

- 严禁在天然气表房内及附近堆放易燃易爆物品和非有关设备、材料。保持表房周边环境整洁、通畅。
- 凡使用天然气的场所，严禁摆放、使用其他气种气瓶设备。
- 凡使用天然气的设备、灶具、管道及表房，严禁擅自动用明火。因维修、设备改造，必须动用时，须事先办理动火申请手续，采取有效的安全措施，逐级上报批准同意后，方可施工。
- 严格执行所在地燃气工作条例规定，非专业单位施工人员严禁擅自拆装燃气设备。
- 使用部门人员对灶具连接胶管、连接管道等设备、设施应做好日常检查工作，发现胶管老化，及时更换。胶管两端必须安装专用夹具紧固，避免过长或连接过紧。使用完毕后，必须随手关闭阀门开关。
- 发现天然气泄漏等异常情况，严禁使用明火查漏，不得开、关电器、灯具开关，应及时打开门窗，关闭天然气阀门，疏散室内人员，并及时报告。
- 使用灶具连续两次点火不着，应等候片刻，等外泄天然气散尽后方可再次点火。
- 点燃的灶具必须有人照看，防止燃气熄灭，发生事故。
- 使用各类天然气设备、设施、灶具的操作人员，必须按操作规程操作，先点火后开气。

■ 三、舆情管理

（一）舆情管控

关注社会公众媒体对突发事件和医院的报道及舆论倾向，闭环管理期间需增强舆情管控。适时启动专项舆情监测工作，可增设网络用户权限管理系统，限制部分人员在特殊区域或特殊时段登录社交媒体；也可增设舆情监测系统，发现异常时及时反馈给指挥中心，避免在特殊时期出现不良舆情事件。对院内及社会舆情要监测与研判，并就每个单独事件制订处置方案和正向宣传报道方案。统一由舆情管控组组织并发布院内闭环管理信息，积极引导舆论方向。

（二）信息发布管理

- 通过视频会议方式，向全院通报闭环管理方案及实施重点，布置闭环管理期间重点工作，及时通报闭环管理情况。
- 做好舆情监测，突发事件由领导小组讨论研究后发布。
- 院内闭环管理数据由各部门收集后统一上报至综合协调组，经审核后，报上级管理部门。
- 各病区上报闭环管理期间每日工作报告，由分管行政部门汇总后提交分管院长审核，通过后由院办统一收集汇总。
- 院闭环管理工作动态日报由院办编辑，领导小组审核后报送至上级管理部门。

（三）涉密管理

- 严守工作纪律，不私自将工作照片、工作内容外传。
- 不私自以任何方式和理由发布任何医疗相关信息，不得私自将患者隐私、病情以微信等自媒体形式对外公布。
- 任何部门和个人不以任何方式接受任何新闻媒体的采访。
- 弘扬正能量，不得传播消极、抵触的负能量信息。
- 发现问题及时上报处理。

四、工会工作

老年护理医院应根据自身特点，在疫情期间通过各种方式广泛开展关心关爱活动。

（一）组织慰问

落实部门工会主席负责制，及时慰问在岗一线职工，为他们工作、生活提供保障，同时关注他们的心理，做好情绪疏导和沟通。组成党员、团员、医疗服务、后勤保障等志愿者小队，各司其职，关心慰问工作人员和在院患者，为医疗运转和服务质量提供保障。

（二）心理支持机制

开展一系列心理关怀工作，线上利用微信工作群、微信公众号等科普心理知识和相关技能，线下关心慰问工作人员，并开放心理咨询热线，有效缓解闭环内人员的不安与焦虑情绪。

（三）加强老年人心理调节

做好正面宣传教育，为院区内的老年人提供电视、广播、阅读等文化娱乐服务，利用电话、网络等为老年人提供与亲属间的亲情化沟通服务，纾解焦虑恐惧情绪，引导其保持正常作息、规律生活。对在隔离区观察的老年人要给予重点关怀，必要时及时提供心理支持服务。

参 考 文 献

［1］陈珍妮,高誉峰,杜鑫,等.综合医院医务部在新型冠状病毒肺炎防控中的作用［J］.广西医学,2020,42（19）:2560-2561+2565.

［2］陈志,聂冬妮,张文中,等.新型冠状病毒肺炎院外医疗转运特点分析［J］.中国急救复苏与灾害医学杂志,2022,17（1）:8-11.

［3］高相楠,宋慧娜,何露斯.新型冠状病毒肺炎疫情期间一线护理人员焦虑状况及影响因素研究［J］.中华灾害救援医学,2021,9（12）:1413-1416+1426.

［4］国家卫生健康委员会.医疗机构环境表面清洁与消毒管理规范［EB/OL］.（2017-1-17）［2022-11-4］.http://www.nhc.gov.cn/wjw/s9496/201701/0a2cf2f4e7d749aa920a907a56ed6890.shtml.

［5］国务院应对新型冠状病毒肺炎疫情联防联控机制医疗救治组.新型冠状病毒肺炎诊疗方案（试行第九版）［EB/OL］.（2022-3-15）［2022-11-4］.http://www.nhc.gov.cn/yzygj/s7653p/202203/b74ade1ba4494583805a3d2e40093d88.shtml.

［6］国务院应对新型冠状病毒肺炎疫情联防联控机制医疗救治组.新型冠状病毒感染者转运工作方案（第二版）［EB/OL］.（2022-3-16）［2022-11-4］.http://www.nhc.gov.cn/yzygj/s7653p/202203/739026c6ad7b4304b04515a2e1fad653.shtml.

［7］国务院应对新型冠状病毒肺炎疫情联防联控机制综合组.医疗机构内新型冠状病毒感染预防与控制技术指南（第三版）［EB/OL］.（2021-9-13）［2022-11-4］.http://www.nhc.gov.cn/yzygj/s7659/202109/c4082ed2db674c6eb369dd0ca58e6d30.shtml.

［8］何玮.留置导尿护理指南［M］//黄健.中国泌尿外科和男科疾病诊断治疗指南.北京:科学出版社,2020:1433-1469.

［9］侯冷晨,沈兵,张成刚,等.突发新型冠状病毒肺炎疫情后医院封闭式管理的探索与思考［J］.华西医学,2022,37（8）:1145-1149.

［10］金艳,刘杨正,白涛,等.新型冠状病毒肺炎患者安全转运的管理［J］.护理学杂志,2020,35（11）:54-56.

［11］玖九,彭明强,杨帆,等.院内感染防控及人才队伍建设剖析［J］.中国卫生人才,2021,（11）:34-41.

［12］李春辉,蔡虻,陈萍,等.集中隔离医学观察场所感染防控专家共识［J］.中国感染控制杂志,2022,21（6）:511-523.

［13］李琦,魏锦,吴琦,等.新型冠状病毒肺炎流行期183名医务人员焦虑和抑郁状况调查分析

[J].中华劳动卫生职业病杂志,2020,38(12):908-911.

[14] 李奕,黄怡.新型冠状病毒肺炎疫情新常态下综合性医院的感控管理[J].老年医学与保健.2021,27(2):211-214.

[15] 李银燕,宋巧玲,杨秀华.新型冠状病毒肺炎疫情期间患者的安全转运[J].护理管理杂志,2021,21(6):447-450.

[16] 李尊柱,孙红,崔文博,等.新型冠状病毒肺炎重症、危重症患者院内转运专家共识[J].协和医学杂志,2020,11(6):676-681.

[17] 刘大为,邱海波,严静.中国重症医学专科资质培训教材[M].北京:人民卫生出版社,2013.

[18] 刘国辉,刘曦明,童晓玲,等.新型冠状病毒肺炎疫情防控期间老年髋部骨折诊疗专家共识[J].中华创伤杂志,2020,36(2):104-110.

[19] 刘雪晴,黄素芳,胡露红,等.综合医院发热门诊新型冠状病毒肺炎诊断性胸部CT检查转运管理[J].中华护理杂志,2020,55(S1):517-520.

[20] 刘子琦.脑卒中,自我预防有多重要——《中国脑卒中防治指导规范(2021年版)》一级预防解读[J].2021.

[21] 慢性阻塞性肺疾病急性加重抗感染治疗中国专家共识编写组.慢性阻塞性肺疾病急性加重抗感染治疗中国专家共识[J].国际呼吸杂志,2019,39(17):1281-1296.

[22] 宋达玮,钮俊杰,孟斌,等.新型冠状病毒肺炎疫情防控期间骨质疏松性椎体压缩骨折诊疗流程[J].中华骨与关节外科杂志,2020,13(3):183-189.

[23] 翁习生,常晓,高鹏,等.新型冠状病毒肺炎疫情期间骨质疏松性骨折诊疗流程与方案建议[J].中华骨与关节外科杂志,2020,13(2):114-116.

[24] 肖春玲,蔡敏,罗玫,等.氮质血症患者中药脐敷和结肠透析护理方法的应用[J].护理学杂志,2004,19(15):11-13.

[25] 肖丽佳,何玲萍,曹娟,等.结肠透析的临床应用[J].护理研究,2006,20(11):951-953.

[26] 徐书贤.院感防控须环环相扣,切不可存侥幸心理——感控专家李六亿谈疫情防控常态化下院感防控要点[J].中国医院院长,2021,17(16):24-31.

[27] 杨悦,杨乐,闻亚军,等.江苏省医疗机构感染性疾病科和发热门诊建设管理现状调查[J].中华医院感染学杂志,2022,32(12):1855-1860.

[28] 张树敬,王袁,张燕,等.新冠肺炎救治定点医院职业防护要点[J].中国医院管理,2022,42(5):58-60.

[29] 张树敬,王袁,张燕.闭环管理期间新型冠状病毒肺炎医院感染防控实践[J].中国卫生资源,2022,25(3):358-362+397.

[30] 郑军华.泌尿系感染诊断治疗指南[M]//黄健.中国泌尿外科和男科疾病诊断治疗指南.北京:科学出版社,2020:726-811.

[31] 朱凡.上海交通大学医学院附属瑞金医院制定多个工作规范指导疫情防控工作[J].内科理论与实践,2022,17(2):109-111.

[32] Crouzet J, Bertrand X, Venier AG, et al. Control of the duration of urinary catheterization: impact on catheter-associated urinary tract infection[J]. J Hosp Infect, 2007, 67(3): 253-257.

[33] Kollef MH. Prevention of hospital-associated pneumonia and ventilator-associated pneumonia[J]. Crit Care Med, 2004, 32(6): 1396-1405.

[34] Mo Y, Seah I, Lye PSP, et al. Relating knowledge, attitude and practice of antibiotic use to

extended-spectrum beta-lactamase-producing Enterobacteriaceae carriage: results of a cross-sectional community survey[ ]. BMJ Open, 2019, 9(3): e023859.

[35] Nicolle LE. Catheter-related urinary tract infection[J]. Drugs Aging, 2005, 22(8): 627−639.

[36] Singer M, Deutschman CS, Seymour CW, et al. The Third International Consensus Definitions for Sepsis and septic shock(sepsis−3)[J]. JAMA, 2016, 315(8): 801−810.

第五章
日常防控期

疫情隐患或相关危险因素消除，或末例病例发生后经过最长潜伏期无新的病例出现，即可响应终止。指挥部宣布疫情处置结束，终止应急响应，转入日常感染防控，并向属地防控办备案。

根据属地感染防控相关要求，宣布闭环管理解除，撤除院外警戒，稳步恢复日常服务秩序。

随疫情风险程度，及时切换机构防疫等级，做到收放平衡。

■ 一、应急响应的解除

（一）应急响应解除的条件

老年护理医院感染防控应急解除工作应在属地感染防控指挥部统一指挥和民政部门的指导下实施。

当老年护理医院满足以下情形，可申请解除应急响应，按照预案恢复常态化感染防控：① 闭环管理人员连续 2 次无核酸检测阳性或抗原检测阳性人员；② 无新发现阳性病例密切接触者、次密切接触者；③ 环境、食品等样本检测结果无阳性；④ 工作应在属地感染防控指挥部委托的专家组研判符合条件。

鉴于复阳等因素，感染防控须常态化。老年护理医院主要负责人要时刻绷紧感染防控这根弦，自觉落实防护措施。

所有员工要继续执行感染防范期相关规定，督促职工养成规范佩戴口罩、勤洗手、常通风、不扎堆、不聚集、少聚餐、分餐制等良好卫生习惯，倡导健康生活方式，如出现发热、干咳、乏力、咽痛、嗅（味）觉减退、腹泻等症状的，及时报备。

（二）应急响应解除的公告

可通过协同办公平台（OA）或 APP 等内部公共平台发布应急响应解除公告。

（三）总结经验教训，提升应急能力

疫情应急响应解除后，老年护理医院应及时回顾应急响应以来的工作，对各条线工作进行复盘，查找薄弱环节，吸取经验教训，对应急预案进行修编和完善；立足实际，着眼长远，加强各类人员应急能力培训，完善制度建设、硬件设施建设、物资配备管理等；总结应对期间推出的切实有效的做法，将其固定下来形成机制，以应用到今后的应急工作之中，不断提升应对疫情的能力水平；以适当形式表彰在疫情期间表现突出的个人和集体，做好典型事迹的宣传，大力弘扬抗疫精神，进一步凝聚抗疫的坚强力量。

■ 二、机构日常防控职责

在转入日常防控期过程中，老年护理医院仍要做好新冠病毒感染疫情监测、评估、分析研判、组织落实防控策略和措施。做好疫情的监测、报告和疫情处置等工作。

（一）保持指挥体系激活状态

加强对疫情工作指挥体系建设，做到机构不变、组织不变、机制不变、人员固定、管理运行及时。确保一旦发生疫情，立即转换为战时状态，提级指挥。

（二）加强隔离场所储备

配合防控办准备足够、符合标准的集中隔离场所，并做好日常安全、生活保障和健康管理准备。由防控办对现有集中隔离点进行风险评估，确保符合相关要求。对前期摸底储备的备用隔离点进行再次评估，确保符合建筑安全、消防安全、抗震防灾、城市建设、环境保护等标准要求，确保一旦有紧急需求可快速启用，并严格完成"三区两通道"改造。

（三）严格医疗机构院内感染防控管理

机构主要负责人是医院感染防控第一责任人。配齐配强医院感染防控人员，加强重点科室、重点部门和重点环节医院感染管理，持续开展人员培训，建立每日巡查制度，严格落实入院患者管理和陪护制度。强化医疗机构人员健康监测和核酸检测。

（四）加强消毒能力准备

建立日常消毒管理制度。可采用购买服务方式，引入社会机构参与消毒工作，并加强监督管理，确保消毒质量和效果。

（五）有序推进疫苗接种

为加大新冠病毒疫苗接种宣传引导，提高接种意愿，做好疫苗接种组织保障，加快推进新冠病毒疫苗"应种尽种"，强化第三针新冠疫苗加强免疫接种，确保接种安全有序。

（六）加强培训演练

要根据工作职责，针对新冠病毒感染疫情防控工作组织开展专业技术培训和预案应急演练。坚持问题导向，围绕重点开展全链条全要素应急演练，及时发现防控中存在的问题和短板，总结完善防控方案，快速提升感染防控能力和应急处置协同能力，确保一旦发生疫情能够及时有效应对。

（七）监测预警

进一步健全完善检测预警机制，落实"四早"要求，充分利用大数据和人工智能技术，加强公共卫生相关数据汇聚、共享和应用，积极拓展公共疫情报告，健全网络直报工作机制，多渠道开展检测和多点触发预警，确保及时、主动发现感染线索，及早采取科学有效的措施扑灭感染苗头，防止感染扩散蔓延。

■ 三、日常感染的感染防控管理

属地全部恢复正常生产生活秩序阶段，在严守不出现规模性反弹底线的前提下，全面实施感染防控常态化管理。

（一）健全医院感染防控工作机制

各老年护理医院主要领导是医院院感防控工作第一责任人，分管领导为主要责任人，感染防控部门承担条线管理责任，各部门、科室负责人为所在部门、科室感染防控工作的第一责任人。定期召开医院感染防控专题会议，确保各项医院感染防控要求得到有效落实。按照《关于进一步加强医疗机构感染防控人员配备管理相关工作的通知》（联防联控机制综发〔2021〕88号）要求，配足配齐感染防控专职人员。感染防控专职人员应进入病区开展日常巡查指导工作，做好记录，并及时向上汇报、在适当范围通报，督促整改提高。

（二）严格工作人员个人防护

根据疫情具体情况，及时调整个人防护等级，严格工作人员个人防护。感染防控常态化下，建议保留一到两个病区作为隔离病区，一旦发现新冠病毒确诊或疑似病例，立即转运至隔离病区，并排查密接。

1. 非隔离病区工作人员防护要求

穿工作服、戴工作帽、戴医用外科口罩；如接触血液、体液分泌物或排泄物时，加戴一次性使用医用乳胶或橡胶手套；采集呼吸道样本、吸痰时，戴医用防护口罩、防护面屏、一次性使用医用乳胶或橡胶手套，穿隔离衣。

2. 隔离病区工作人员防护要求

穿医用防护服，戴一次性工作帽、医用防护口罩、护目镜或防护面屏、一次性使用医用乳胶或橡胶手套；从事气管插管、协助危重患者俯卧位通气、护理体外膜肺氧合（ECMO）患者时，建议使用正压头套或全面防护型呼吸防护器。医务人员每次进入隔离病区前，要进行医用防护口罩密合性测试，合格后方可进入。

（三）定期开展全员培训

要面向老年护理医院全体工作人员和新入职、调动等所有准备进入工作的人员开展感染防控、个人防护等知识和技能培训，特别是个人防护用品穿脱培训。所有人员须经考试合格后才能上岗。

（四）开展医院感染防控风险排查和督查

各老年护理医院要针对机构内各区域设置规范和医院感染防控要求，并开展自查，及时发现存在的问题和风险隐患，即知即改，形成自查报告报医院感染防控工作组。有条件的机构可通过组织互查、专家检查等检验各相关老年护理医院院感防控排摸整改情况。

■ 四、日常感染防控的医疗运转

感染防控常态化形势下，人员归位，调整病区，恢复正常医疗护理秩序，做好本条线各项协调、医疗救治、药物设备准备工作等。

（一）入院护理流程

1. 登记

接到电话通知新入患者后，初步了解患者情况：是否需要配备平车／轮椅，氧气袋，监护仪等设备并进行床单位准备，至外科大楼一楼急诊门口交接患者。医务管理部门人员进行患者信息登记，检查患者随身携带物品（贵重物品不进入病区），清点患者带入的个人生活用品并登记，陪同患者入病区，自我介绍并安慰患者，迅速安置患者于床位上。

2. 收集

责任护士收集患者姓名、身份证号、电话、家庭住址、家属信息。

3. 上报

主班／夜班拨打收费室电话，告知对方患者姓名、电话、身份证号，获取患者登记号。

4. 办理

主班将患者登记号告知值班医生，由值班医生开出住院证。获标：主班拨打住院处联系电话告知患者登记号，HIS 系统入院处出现该患者信息标识。

5. 处置

主班／夜班护士电脑分配床位，打印手腕带交给责任护士或夜班护士，为患者佩戴腕带。如遇打印失败需要护士长的工号解锁。

6. 测温

责任班护士测量新患者生命体征并记录在体温单上。

7. 记录

书写护理记录。

（二）入院医生流程

1. 检查

医生开检查医嘱，护士于系统检查栏处点击执行医嘱。

2. 检验

医嘱开检验医嘱后，护士于系统栏处点击打印执行单及打印标签，打印后点执行，标本签正确贴于标本盒上，并按标本签信息正确登记在标本登记本上，双人核对后签字。

3. 取药

医生开出药品医嘱，护士于系统药品栏处点击打印执行单后执行（图 5-1）。

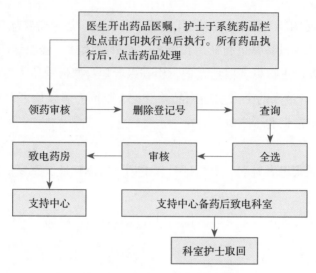

图 5-1　日常防控的取药流程

4. 输液

医生开出输液医嘱，当日长期及临时医嘱，护士点击输液栏，选取执行医嘱，点击打印执行单及输液标签后，点击完成。静配中心 09：00 将配置好药品送至大厅，由支持中心护士取药，送至对应楼层，与护士交接。

5. 第二天打包药品

14：00 静配中心送打包类药品（无需调配即可使用的瓶装、袋装药品），支持中心送至病房与护士交接后，护士取回摆放于治疗室，标注时间，第二日双人核对无误后，护士自行配置后使用。

（三）取药流程

1. 网上申请

当日上午 10 点前督促医生医嘱改动完毕，网上提交次日输液与口服药，至普通药房系统。

2. 药品摆放

服务中心人员于当日 16 点前，将次日药品全部送至病房，摆药护士按清单核对药物无误后登记交接，若有误立即联系药学部门。

（四）临时医嘱

- 每日 8：00～16：00 为普通药房上班时间（白班时间），此期间任何临时医嘱均可网上申请，电话通知服务中心人员取回。
- 夜班时段，有任何临时医嘱，电话通知服务中心人员取药。
- 病房常备各类口服药及抢救药物。

（五）检验标本送检流程

1. 医嘱打印／登记

- 每日 8：00～16：00 责任班接收医嘱后打印标本标签，登记于检验登记本上，将标本标签正确贴于标本盒上，并按登记本通知患者采集标本的注意事项，完成患者告知后画"√"，并签字。
- 主班与责组或夜班双人核对执行医嘱及标本标签，每班进行交接。

2. 核对

16：00～20：00 主班核对医嘱并检查有无漏打标本标签、登记本、标本签是否按要求粘贴（位置、颜色），无误后签核对人姓名。

3. 采集

4：00～8：00 班次护士，再次核对医嘱后，进行采血，采血后患者登记本标"△"，电脑执行医嘱。标明采血管数量，并签字。

4. 打包

夜班采集标本统一打包，放于病区口标本收集盒内。

5. 送检

夜班统一收集标本后，将标本统一放于病区口标本收集盒内，由检验科人员统一收集。白班或夜班急查标本，由主班／夜班护士送至检验科。

6. 输血标本

由主班／夜班护士送至输血科窗口接收。

（六）检查流程

1. 普通检查

医生开检查申请单，CT 等检查科室通知后，医生陪同去隔离检查室排号—检查，若病重患者由一名医生和主班／支助班护士携带陪检箱一同检查，每日中午和傍晚来发检查单—护士通知并发放检查单，告知要求，检查结果最终传至医生电脑。

2. 急诊检查

医生开检查申请单，由医护或由服务中心人员陪同患者至相应检查科室检查。

3. 特殊或病重患者（如不能活动）

可电话预约相应科室床边拍片，操作后消毒机器。

（七）出院流程：护理

- 医务管理部门通知患者出院后，主班护士需提前两小时将患者个人物品放置于患者房间储物柜中，用 3% 过氧化氢溶液 20～30mL/m³ 进行喷雾消毒后，关闭储物柜至少 2 小时。患者沐浴，更换消毒后衣物方可携带消毒后个人物品离开。

- 医生提前完善出院小结并打印，医务管理部门于第二日 09：00 盖章；出院小结添加相关注意事项。

- 完成出院患者的整理和消毒工作，提前至少 2 小时将患者随身携带物品放入储物柜消毒，2 小时后取出，患者洗完澡后穿消毒后的衣物，同时给患者准备一个新的外科口罩戴上。

- 早上至少 09：50 之前由病区护士将患者带到一楼门口，在门口与外面带路的护士交接，由外面的护士带到门诊楼门口。病区护士即刻返回。

（八）出院流程：医疗

- 各科室将第二天出院患者信息填写《出院申请表》后，由主管医师及病区专家组长审核签字后，于当日 12：00 前提交至医务管理部门。

- 医务管理部门将电子版表格打印出来后，送至当日值班专家组成员审核签字。

- 统一按新冠病毒感染疫情防控指挥部医疗救治组的要求。医务管理部门将汇总专家组审核的第二天出院名单，于 15：00 前将统计表发至所属地综合协调小组和交通服务调度中心。

- 医务管理部门联系安排第二天接送出院患者的车辆。

- 医务管理部门通知科室做好相应出院患者随身物品的消毒工作。

- 科室提前完善出院小结，医务管理部门会于每天 09：00 至门诊各办公室盖章；出院小结注意事项：①达到新冠病毒感染出院标准；②继续 14 天居家隔离；③出院后第 2 周、第 4 周随访、复诊；④不适随诊。

- 科室提前完成出院患者的消毒工作。至少提前 2 小时将患者随身携带物品放入储物柜消毒，待 2 小时后取出，嘱咐患者洗完澡后穿消毒好的衣物，同时让患者戴上一个新的外科口罩。

- 按照医务管理部门通知时间提前 5 分钟由病区护士将患者带到指定地点上车。

参 考 文 献

[1] 第十二届全国人民代表大会常务委员会第三次会议.中华人民共和国传染病防治法［EB/OL］.（2020-1-22）［2022-11-04］.http://www.npc.gov.cn/npc/c238/202001/099a493d03774811b058f0f0ece38078.shtml.

[2] 国务院.突发公共卫生事件应急条例［EB/OL］.（2018-1-8）［2022-11-04］.http://www.gov.cn/zhengce/2020-12/26/content_5574586.htm.

[3] 国务院.病原微生物实验室生物安全管理条例［EB/OL］.（2018-3-19）［2022-11-04］.https://www.mca.gov.cn/article/zt_gjaqr2021/flfg/202104/20210400033249.shtml.

[4] 卫生部.医院感染管理办法［EB/OL］.（2006-9-1）［2022-11-04］.http://www.nhc.gov.cn/wjw/c100022/202201/22d85ce0b5f441d094538aff835c1aca.shtml.

[5] 卫生部.医疗卫生机构医疗废物管理办法［EB/OL］.（2003-10-15）［2022-11-04］.http://www.nhc.gov.cn/wjw/c100022/202201/e437f488028f460c9224462b525cef51.shtml.

[6] 卫生部.突发公共卫生事件与传染病疫情监测信息报告管理办法［EB/OL］.（2006-8-22）［2022-11-04］.http://www.nhc.gov.cn/wjw/c100022/202201/31c538d5c99843b5b8beb9591180444e.shtml.

[7] 民政部＆国家卫生健康委新冠肺炎疫情社区防控与服务工作精准化精细化指导方案［EB/OL］.（2020-4-14）［2022-11-04］.http://www.fujian.gov.cn/zwgk/ztzl/yqfk/zchz/sqfk/202204/t20220413_5890847.htm.

[8] 国家卫生健康委员会办公厅＆国家中医药管理局办公室.新型冠状病毒肺炎诊疗方案（试行第九版）［EB/OL］.（2022-3-14）［2022-11-04］.http://www.nhc.gov.cn/yzygj/s7653p/202203/b74ade1ba4494583805a3d2e40093d88.shtml.

[9] 民政部办公厅.新冠肺炎疫情高风险地区及被感染养老机构防控指南［EB/OL］.（2018-3-19）［2022-11-04］.https://mzzt.mca.gov.cn/article/zt_2020yqfkzjz/gzjs/gzbs/202002/20200200024952.shtml.

[10] 国务院应对新型冠状病毒肺炎疫情联防联控机制综合组.关于进一步精准规范开展新冠肺炎疫情防控消毒工作的通知［EB/OL］.（2022-5-31）［2022-11-04］.http://www.gov.cn/xinwen/2022-05/31/content_5693295.htm.